Illustrated Tutorial on ECPR Operational Skills

ECPR
操作技能图解教程

主　编　王旭东　刘　伟　刘占肖

副主编　舒　成　张国华　高　扬　吴　鹏　李景文

编　者　（以姓氏笔画为序）

于俊叶	航天中心医院	杨　雅	航天中心医院
马世杰	航天中心医院	吴　鹏	天津市第三中心医院
马彧靓	天津市第三中心医院	宋欢欢	航天中心医院
王　烽	航天中心医院	宋海楠	中国人民解放军总医院第一医学中心
王旭东	航天中心医院	张　磊	航天中心医院
刘　伟	航天中心医院	张国华	航天中心医院
刘占肖	航天中心医院	林财威	航天中心医院
刘丽娜	航天中心医院	姜金爱	湖北航天医院
闫姝洁	中国医学科学院阜外医院	夏志鹏	航天中心医院
李　凡	北京协和医院	徐兴赫	航天中心医院
李　芳	航天中心医院	高　扬	北京航天总医院
李佳月	航天中心医院	舒　成	湖北航天医院
李景文	中国医学科学院阜外医院	鲍黎明	航天中心医院

华中科技大学出版社
http://press.hust.edu.cn
中国·武汉

内容简介

  本教程共十二章,内容包括 ECPR 在急诊复苏室的临床应用概述、ECPR 前的心肺复苏、ECPR 的实施与管理、ECPR 操作图解、ECMO 关键操作流程及参数设置图解、床旁超声在 ECPR 中的应用、ECMO 与 CRRT 连接参数设置图解、ECPR 护理评估及要点、ECPR 患者转运流程与图解、设备报警与处理、患者相关并发症的处理、常用记录文书。本教程编写规范、实用、系统,其内容参考国内外研究进展,在文字叙述的基础上配以大量 ECPR 临床应用图片,具有较强的参考性、指导性和可操作性。

  本教程可作为临床指导工具书,适用于急诊科、重症医学科等相关专业的临床医生、进修医生、专培学员、规培学员、研究生等。

图书在版编目(CIP)数据

ECPR 操作技能图解教程 / 王旭东,刘伟,刘占肖主编 . -- 武汉 : 华中科技大学出版社 , 2025. 3. -- ISBN 978-7-5772-1733-8

 I. R605.974-64

 中国国家版本馆 CIP 数据核字第 20256404QH 号

ECPR 操作技能图解教程   王旭东 刘 伟 刘占肖 主编
ECPR Caozuo Jineng Tujie Jiaocheng

策划编辑:居 颖   封面设计:原色设计

责任编辑:居 颖 于东歌   责任校对:李 弋

责任监印:曾 婷

出版发行:华中科技大学出版社(中国·武汉) 电话:(027)81321913

     武汉市东湖新技术开发区华工科技园 邮编:430223

录 排:华中科技大学惠友文印中心

印 刷:武汉科源印刷设计有限公司

开 本:880mm×1230mm 1/32

印 张:7

字 数:117 千字

版 次:2025 年 3 月第 1 版第 1 次印刷

定 价:108.00 元

前言

　　心搏骤停是急诊医学领域的重要课题，传统心肺复苏术（conventional cardiopulmonary resuscitation，CCPR）是治疗心搏骤停的基本手段，尽管 CCPR 的指南不断更新，医院内和医院外心搏骤停患者的生存率和功能恢复率仍很低。体外循环辅助心肺复苏术（extracorporeal cardiopulmonary resuscitation，ECPR）已成为一种改善心搏骤停患者预后的常用方法。ECPR 是在能够去除可逆病因的前提下，对反复发生心搏骤停而不能维持自主心律或进行 CCPR 后自主循环恢复（return of spontaneous circulation，ROSC）但难以维持的患者快速实施静脉 - 动脉体外膜肺氧合（veno-arterial extracorporeal membrane oxygenation，VA-ECMO）的方法。VA-ECMO 可提供暂时的血流动力学支持，部分替代大多数患者的心、肺功能，降低患者对 ROSC 的需求，为诊断和治疗心搏骤停提供条件，并防止患者因再次发生心搏骤停或难治性休克而受到额外伤害。ECPR 是对顽固性心搏骤停患者的有力支持手段，但 ECPR 在实施过程中需要耗费大量的资源，因此，要充分考虑患者的获益程度。ECPR 的效果与院前救护、复苏和置管后护理有关。只有医护人员在每一个环节都进行规范的培训和执行，患者才能取得积极的预后。

本教程以规范、实用、系统为原则进行编写，教程内容参考国内外研究进展，针对 ECPR 临床实践问题逐一进行归纳、分析、总结，具有较强的参考性、指导性及可操作性，对推动 ECPR 技术发展，并提高心搏骤停患者的救治成功率及生存率有着十分重要的意义。本教程共十二章，介绍了规范、简洁、容易掌握的 ECPR 实践路径，明确了相关适应证与禁忌证、实施与管理方案、并发症与处理策略，旨在建立 ECPR 救治心搏骤停患者的技术路线，并形成 ECPR 在急诊医学领域的完整应用策略。其中，关于 ECPR 实践路径方面的内容，本教程在文字叙述的基础上，配以大量 ECPR 临床应用图片，从操作者的角度，呈现了 ECPR 常规操作的全貌，达到理论和实践的统一，以满足临床实际工作需要。

本教程是一本临床工作实践相关操作教程，适用于拟开展和已开展 ECPR 的医护人员。在此，向参与编写和审阅的所有人员致以诚挚的谢意。由于编者水平有限，本教程中难免有疏漏和不当之处，恳请各位读者指正，以期再版时改进。

中国医学救援协会急诊分会副会长
北京急诊医学学会急危重症分会副主任委员

目录 CONTENTS

第一章 ECPR 在急诊复苏室的临床
应用概述 **/001**

第一节 ECPR 的应用现状 /002

第二节 ECPR 治疗原理 /006

第三节 ECPR 治疗时机 /009

第四节 ECPR 决策标准 /010

第五节 ECPR 组织要求和建议 /012

第六节 ECPR 的缺点和局限性 /016

第七节 急诊科开展 ECPR 的机遇与挑战 /017

第二章 ECPR 前的心肺复苏 **/021**

第三章 ECPR 的实施与管理 **/025**

第一节 ECPR 流程图 /026

第二节 ECPR 常用设备配置及团队管理 /026

第三节 ECMO 模式及建立 /033

第四节 ECMO 运行管理 /038

第五节　ECPR 相关并发症及处理策略　　　　/046

第六节　ECPR 撤机　　　　　　　　　　　/051

第七节　常用心搏骤停复苏药物与注意事项　　/052

第四章　ECPR 操作图解　　　　　　　/057

第一节　ECPR 启动设备及套包准备　　　　/058

第二节　血管通路的建立　　　　　　　　　/067

第三节　动脉导管及静脉导管的维护　　　　/074

第四节　治疗开始程序　　　　　　　　　　/076

第五节　治疗结束程序　　　　　　　　　　/080

第五章　ECMO 关键操作流程及
参数设置图解　　　　　　　/083

第六章　床旁超声在 ECPR 中的应用　/113

第七章　ECMO 与 CRRT 连接参数
设置图解　　　　　　　　　/131

第一节　ECPR 时血液净化治疗　　　　　　/132

第二节　CRRT 机基本组件　　　　　　　　/133

第三节　CRRT 相关管理　　　　　　　　　/137

第四节　ECMO 与 CRRT 的连接　　　　　/137

第八章　ECPR 护理评估及要点 /139

第九章　ECPR 患者转运流程与图解 /147
第一节　ECMO 患者院内转运流程 /148
第二节　ECMO 患者院外转运流程 /153
第三节　转运意外及处理 /161

第十章　设备报警与处理 /167
第一节　常见报警识别与处理 /168
第二节　常见警告识别与处理 /185

第十一章　患者相关并发症的处理 /195

第十二章　常用记录文书 /201

主要参考文献 /208

第一章

ECPR 在急诊复苏室的临床应用概述

第一节　ECPR 的应用现状

心搏骤停（cardiac arrest，CA）是由于各种原因引起心室颤动和心室停搏等，心脏泵血活动突然停止的状态，心电图表现为心室颤动、无脉性室性心动过速、无脉性心电活动及心室停搏，患者大动脉搏动与心音消失，重要器官（如脑）严重缺血、缺氧，甚至出现意识丧失、呼吸停止等一系列症状。心搏骤停是急诊医学领域的重要课题，也是急诊科较常见、紧急的危险状态之一。对心搏骤停患者施行及时有效的传统心肺复苏术（conventional cardiopulmonary resuscitation，CCPR）是重建循环、呼吸功能及保护脑功能的重要措施，其目的在于使患者的心、肺和脑等重要器官不至于达到不可逆的损伤程度，并使患者尽快恢复自主呼吸和循环功能。

随着 CCPR 不断优化和推广，心搏骤停患者的生存率虽然有所提高，但仍旧很低。据统计，在美国，院内心搏骤停（in-of-hospital cardiac arrest，IHCA）和院外心搏骤停（out-of-hospital cardiac arrest，OHCA）发生率分别为 20/10 万和 35/10 万，IHCA 出院生存率为 6%～26%，OHCA 出院生存率通常低于 10%；在我国，心搏骤停发生率为 40.7/10 万，总体复苏成功率只有 4.0%，OHCA 患者出院生存率仅为 1%。导致患者死亡的主要原因是自主循环恢复失败和心搏骤停后综合征

（post-cardiac arrest syndrome，PCAS）的发生。神经功能是影响患者预后的关键因素，CCPR 时间越长，患者神经功能损伤越严重。因此，需要在常规心肺复苏基础上有所突破，提高患者生存率。

体外膜肺氧合（ECMO）是一种生命支持技术，其基于血管内导管、连接管、离心泵、膜式氧合器、供氧管、热交换水箱及监测组件等构成的系统发挥作用。该系统的工作原理是经血管内导管将静脉血引到体外，在离心泵的驱动下，静脉血通过膜式氧合器氧合成动脉血，再回输至患者体内。其中，离心泵产生循环动力，代替心脏工作，减轻心脏负荷，增加器官的血液灌注量；膜式氧合器代替肺工作，提高血氧饱和度，使患者全身氧供和血流动力学处在相对稳定的状态，心、肺得到充分休息而获得功能上的改善和病理上的修复，帮助患者度过危险期，以期改善患者预后。根据血液回输的途径，体外膜肺氧合可以分为静脉 – 静脉体外膜肺氧合（VV-ECMO）与静脉 – 动脉体外膜肺氧合（VA-ECMO），VV-ECMO 主要用于呼吸支持，VA-ECMO 既可用于呼吸支持也可用于循环支持，是一种针对心肺功能衰竭的有效支持手段（图 1-1）。近年来，为了提高心搏骤停患者（特别是行长时间 CCPR 患者）的生存率，ECMO 越来越多地被应用于经 CCPR 抢救失败的患者中。若心搏骤停患者经 CCPR 治疗后未能恢复自主循环，可以利用 ECMO 实现心肺功能支持，增加冠状动脉血供，保证外周器官灌注，增加自主循环恢复的可能性，并为治疗基础疾病（如急性心肌梗死、大面积肺栓塞等）争取时间。这是维持患者生命的一种抢救措施，在心搏骤停期间应用 ECMO 被称为 ECPR。

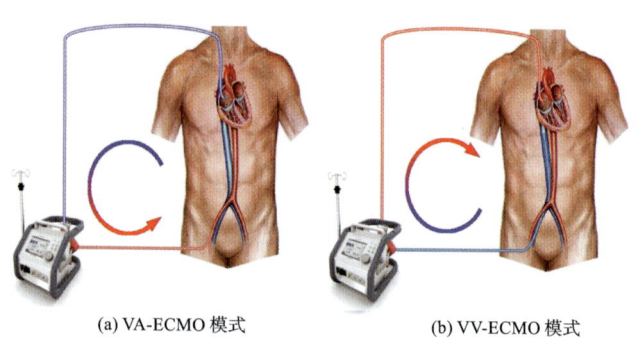

(a) VA-ECMO 模式　　　　(b) VV-ECMO 模式

图 1-1　ECMO 的治疗模式

首次发表的关于成人 ECPR 成功的报道是肯尼迪在 1957 年至 1965 年对 8 名心搏骤停患者的描述：7 名患者成功复苏，存活数小时至数天，1 名患者出院时神经系统功能完好。这成为 ECPR 发展的标志性起点。此后 ECPR 成功应用于儿童（甚至新生儿）心搏骤停患者的救治。1989 年，美国成立体外生命支持组织（ELSO），对世界范围内使用 ECMO 的病例进行登记。近年来，随着 ECMO 技术的进步和安全性提高，其使用范围不断扩大。ELSO 提供的数据显示，每年 ECPR 病例数从 2009 年不足 100 例增加到 2019 年超过 1500 例。根据 ELSO 2019 年 1 月的报告，儿童和成人心搏骤停患者使用 ECPR 后生存率分别为 42% 和 29%，而使用 CCPR 后院外和院内心搏骤停患者生存率分别为 8% ～ 10% 和 15% ～ 17%。但是截至目前，所有的结论都是基于回顾性研究、观察性研究和病例报道，缺少高质量的前瞻性多中心随机对照试验（RCT）证据的支持，因此，指南并未推荐在心搏骤停患者中常规使用 ECPR。2010 年美国心脏协会（AHA）发布的心肺复苏及心血管急救指南指出，ECPR 在心搏骤停患者救治中常规使用仍缺乏充足的证据支持，无自主循环的持续时间短暂且导致心搏骤停原因可以纠正的情况下可以使用 ECPR。2015 年该指南指出病因可逆的特定的心搏骤停患者可以考虑使用 ECPR，2019 年该指南更新时提出仍然缺少证据支持 ECPR 在心搏骤停患者中常规使用，但是对于特定的患者，如果 CCPR 失败而现场有能快速实施和维持 ECPR 的条件，可以考虑使用 ECPR。

国内 ECPR 是根据心脏外科抢救心搏骤停患者的经验逐步推广而开始使用的。2001 年李斌飞在临床上将 ECMO 用于抢救濒死的急性呼吸衰竭和心力衰竭患者，2003 年 ELSO 开始登记中国使用 ECMO 的数据，2013

年我国开始出现 ECPR 应用于心脏手术中心搏骤停患者的文献报道。我国关于 ECPR 的研究较少，主要集中于对院内心搏骤停及心脏手术后心搏骤停患者的救治，患者出院生存率为 21% ～ 35%，与国外研究结果接近。2018 年国内成人 ECPR 专家共识发表。目前 ELSO 登记的中国开展体外生命支持的医院，分布在广州、上海、北京、济南、杭州、长沙和金华等地。

第二节　ECPR 治疗原理

　　传统心肺复苏术（CCPR）是否能够成功，除了与疾病严重程度和心搏骤停持续时间有关外，还与是否能够有效并及时恢复患者自主循环有关，自主循环恢复的有效性需要将脑复苏作为成功挽救患者生命的前提。但是 CCPR 只能让心、脑形成低灌注，这样并不能对患者的生命起到维持作用。有资料显示，当患者发生心搏骤停时，从体外对患者的心脏进行按压，心排血量仅为正常的 35%，颈部动脉平均压强很少能够超过 5.3 kPa，心肌供血量仅为正常的 20%，并且随着 CCPR 的进行，心肌缺血时间逐渐延长，使心肌反应性下降，最终失去对治疗的反应性，从而导致 CCPR 失败。缺血再灌注损伤是心搏骤停后综合征的基础病理过程，全身炎症反应综合征及氧自由基形成在其中起重要作用。神经细胞损伤级联反应因能量衰竭及缺血、缺氧而引发，脑细胞会因此而凋亡，进而导致神经系统相关并发症。因此，心搏骤停患者存在三个关键的生存障碍，分别为自主循环恢复（ROSC）障碍、心搏骤停再发和终末器官损伤。任何旨在提高心搏骤停患者生存率的治疗方法都必须解决这些生存障碍中的一个或多个（图 1-2）。

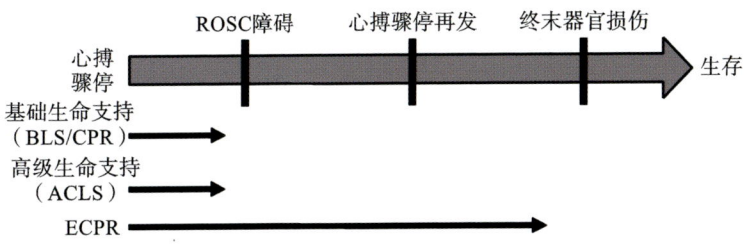

图 1-2　心搏骤停后生存障碍关口

注：从心搏骤停到生存的典型过程，展示了三个需克服的生存障碍，BLS/CPR、ACLS 和 ECPR 的箭头表示绕过了哪些障碍。

ECPR 消除了心搏骤停患者的三个生存障碍中的两个（图 1-2）。首先，ECPR 可完全替代心脏泵血。ECPR 可以提供 5 L/min 的血流量，相当于正常心脏的泵血量，不依赖于心脏而向重要器官灌注血液，为缺血、缺氧的组织器官提供相对充足的血液及氧气，减轻酸中毒及器官功能损伤，促进机体清除代谢产物。ECPR 还能够增加主动脉及冠状动脉血流量，使心肌灌注增加，进而提高电除颤成功率。心肌缺氧状态的改善，可使不可电击心律的发生率降低，并有助于维持心肌活力。但超过 50% 的 ECPR 患者仍然需要应用血管活性药物进行治疗，因为血管张力下降和炎症反应是在心搏骤停之后发生的。此外，ECPR 可使机体血流动力学保持稳定，促进心脏恢复收缩及舒张功能，避免心搏骤停反复发生，同时有助于判断心搏骤停的病因。虽然 ECPR 不能直接预防多系统器官功能衰竭或神经损伤，但 ECPR 能为心搏骤停患者提供稳定的血液循环，及时有效地恢复心、脑等重要器官的血供，减轻缺血后脑损伤，为脑复苏的成功提供了前提条件；还可以减轻心脏的前、后负荷，增加各器官的灌注压，同时，ECPR 可保证各重要器官在心搏骤停期间能得到有效的血供，维持器官功能，对防止器官功能衰竭起到了重要的支持作用，为心搏骤停患者全面恢复奠定基础；ECPR 还可控制机体温度，保护重要器官功能，尤其在心肺复苏阶段快速实施目标温度管理，这极大地降低了再灌注损伤。ECPR 通过降低脑组织氧耗，增加脑组织局部氧供，使脑组织迅速恢复有氧代谢，减轻脑水肿，保护血脑屏障，促进脑功能恢复，对脑复苏具有重要作用。

ECPR 是顽固性心搏骤停患者的有力支持手段。ECPR 可提供暂时的血流动力学支持，部分替代大多数患者的心、肺功能，降低患者对 ROSC 的需求，为心搏骤停患者争取救治时间，并防止患者因再次发生心搏骤停或难治性休克而受到额外伤害。ECPR 在实施过程中需要耗费大量的资源，因此，要充分考虑患者的获益程度。结合训练有素的紧急医疗服务（emergency medical services，EMS）、插管和置管后护理，ECPR 可以改善难治性心搏骤停患者的预后。

第三节　ECPR 治疗时机

　　ROSC 的可能性随着 CCPR 时间的延长而降低，一半以上 ROSC 发生在心搏骤停后 10 ～ 15 min 以内，20 min 以后 ROSC 的可能性极低。CCPR 超过 20 min，即使患者恢复自主循环，严重的心肌缺血再灌注损伤引发的多器官功能衰竭也会导致患者死亡。CCPR 超过 20 min 无 ROSC，或心搏骤停反复发生，无持续 ROSC 时，及时进行 ECMO 支持非常重要。实施 ECPR 的理想时间是在 CCPR 实施后 20 min 内，最迟不能超过 60 min。如果心搏骤停患者通过 CCPR 实现 ROSC 的可能性较低，则需要在 10 min 内开始制定临床决策并在 15 min 内完成，力求在目标时间窗内完成 ECPR。已有 ECPR 建立前经过胸部按压 60 ～ 90 min 且无神经功能受损的患者存活的报道，这表明 ECPR 建立前积极的 CCPR 能够为脑组织提供血供，心脏按压时间大于 30 min 已经不是 ECPR 的禁忌证。关于 ECMO 快速建立的时机，目前仍存在争议。2017 年 8 月北美的一项大规模多中心临床队列研究发现，先行 CCPR 9 ～ 21 min，再行 ECPR 的患者出院后神经功能恢复最好。结合以上研究及我国国情，推荐经过 20 min 持续高质量心肺复苏仍不能恢复自主循环或恢复自主循环后难以维持的患者考虑实施 ECPR。

第四节　ECPR 决策标准

　　ECPR 是一种资源密集型疗法。VA-ECMO 需要训练有素的医护人员完成置管和启动操作，并进行日常监测和管理。心肺复苏术引起的创伤和多系统器官衰竭需要调动包括外科和内科在内的所有专科大量的即时、可用的资源。心搏骤停患者的恢复时间较长，需要数周的医疗护理，包括在多种情况下延长住院时间和康复时间。复杂的医疗护理和康复也会消耗家庭成员的大量精力。因此，应对有可能成功康复的患者优先使用这些医疗资源。

　　在 ECPR 患者的选择上，针对 IHCA 和 OHCA 患者应制定不同的入选标准。对心搏骤停患者行 ECPR 应考虑以下因素：年龄、意识状态、有无目击者、是否在进行 CCPR、既往史、动脉血 pH、血乳酸、是否有一过性的 ROSC、CCPR 过程中外周血压及外周血氧饱和度、瞳孔（大小、形态、对光反应情况）、超声检查（检查心脏、升主动脉、肺动脉、预置插管血管）评估结果等。ECPR 决策标准如下表所示。

支持标准	反对标准
（1）有目击者的心搏骤停	（1）年龄 > 75 岁并且身体虚弱
（2）考虑可能是心脏原因，尤其是初始为可除颤心律	（2）无目击者的心搏骤停
（3）无灌流时间（心搏骤停到开始复苏的时间）≤ 5 min	（3）无灌流时间 ≥ 10 min
（4）低灌流时间（开始复苏到恢复自主循环或 ECPR 开始的时间）≤ 60 min	（4）存在严重不可逆的脑损伤或提示神经功能预后差的临床征象
（5）持续高质量心肺复苏（由非专业人员实施的有效复苏）	（5）不充分的心肺复苏（如无复苏、由非专业人员实施的不可靠或间断的复苏）
（6）存在心搏骤停的可逆性因素（5H 和 5T）。 ①5H：低氧血症、低血容量、低钾或高钾血症、低血糖、意外性低体温； ②5T：心脏压塞、中毒、血栓栓塞（心肌梗死、肺栓塞）、张力性气胸、心脏外伤	（6）合并预期寿命降低疾病的患者（如进行姑息治疗的肿瘤患者、心力衰竭和 COPD 的终末期患者、痴呆晚期患者）

支 持 标 准	反 对 标 准
	（7）心搏骤停者 CPR ＞ 20 min（除意外性低体温、中毒、溺水和可疑的肺栓塞外）；持续性室颤/室速者 CPR ＞ 120 min
	（8）血 pH ＜ 6.8 和血乳酸＞ 20 mmol/L
	（9）患者拒绝（预先嘱托，有关于高级救护意愿的急救单）
	（10）存在全身抗凝的禁忌证（如活动性出血、严重创伤或 CCPR 后血胸）

第五节　ECPR 组织要求和建议

ECPR 需要耗费大量的资源，因此 ECPR 患者的选择至关重要，并且 ECPR 只有在具备高度组织化的院前急救、复苏和置管后护理路径的全面复苏系统的情况下，才能改善患者的预后。只有在每一个环节都进行专业培训并执行才能取得积极的预后。院前 EMS 是 ECPR 成功的关键，其包括高质量的 CCPR 和高级生命支持（ACLS）、快速确定 ECPR 资格、召集 ECPR 团队及快速运送患者；ECPR 团队成员必须是具备血管插管和 ECPR 方面经验的专家，能同时高效完成复苏和 ECMO 插管操作，插管不成功会导致患者死亡，而插管并发症

（如肢体缺血、颅内出血等）也可能严重限制患者生存。VA-ECMO 后的复苏救治是逆转心搏骤停病因和促进恢复的关键，同时强调多学科诊疗，以提高器官功能衰竭患者的救治成功率；对于病情复杂患者，复苏后护理必须全面且能应对各种突发情况。因此，体外生命支持的启动应以当地适用的书面标准操作程序为指导，而其维持则强烈建议仅在具有出色的跨学科协作能力的体外生命支持系统（ECLS）中心开展。德国体外心肺复苏共识关于 ECPR 的组织要求及相关建议如下。

（1）ECPR 团队需要全年每天 24 h 待命，能够在短时间内迅速集合。

（2）理想情况下，多学科 ECPR 团队应该至少包括一名具备急诊或重症医学资质的医生，以及 ECLS 置管团队。ECLS 置管团队应包括心内科、心外科和麻醉科中至少两个专业的人员，以及一名体外循环灌注师；若医院没有体外循环灌注部门，则需配备一名接受过专门 ECLS 培训的医护人员。参与 ECLS 置管和管理的医生助理和（或）护士需经过培训，最好是额外接受过急诊和重症护理培训，并且具备治疗 ECLS 患者的丰富经验。具体可参考相应的欧洲指南。

（3）理想情况下，ECPR 应该在设有重症监护病房（ICU）的医院开展，这样的医院具有多年管理 ECLS 患者的经验，并拥有进一步治疗（如植入心室辅助系统或心脏移植等）的技术。

（4）在德国，便携式 ECLS/ECMO 系统并没有完全普及。因此，患者应收住到有心导管室和 ECLS 的全年每天 24 h 待命的医院。如果使用移动式 ECLS（如对大面积肺栓塞患者进行心肺复苏），可参考 ECLS 的院间转运建议。

（5）应电话联系 ECLS 团队的医生，基于核查表完成适应证的筛查（不应单纯依赖于"一个"适应证或"一个"禁忌证而做出是否行 ECPR 的决定）。理想情况下，筛查应在 CCPR 进行的前 15 min 内完成，包括年龄、可能的并发症、初始心律、无灌流时间和 ROSC 状态。

（6）必须执行有效的操作指南，能够明确结构化交接和干预地点，以保持不同部门之间的沟通。

（7）在结构化交接后，应在 CCPR 下进行一般临床检查和立即进行有重点的超声心动图检查，以排除或发现任何可逆病因，如气胸、肺栓塞（患者有右心室负荷增加征象）、心脏压塞、左心室功能不全和低血容量等。

（8）ECLS 小组在权衡适应证和禁忌证的利弊之后决定是否进行 ECLS。在 ECLS 小组做出决策之前，应按照指南对患者进行持续的复苏。

（9）应为患者建立动脉通道，以便在 CCPR 时进行血流动力学监测，以及检测预后相关的实验室指标（如血乳酸、pH 等）。理想情况下，患者到达医院后应立即进行股动脉置管，该动脉通道既可用于动脉血气分析、有创血压监测，还可用于 ECLS 置管。

（10）在 ECLS 置入期间，需由专门的医护人员负责血流动力学监测和呼吸功能监测与支持。

（11）应遵循"心搏骤停—启动 ECPR"间期 60 min、"入院—ECLS 置入"少于 30 min 的原则。

（12）理想情况下，应该在心导管室经放射透视引导（如有必要，还可借助血管超声）经股动脉（15～19 Fr）和股静脉（19～23 Fr）置入 ECLS 管路，或在急诊室（创伤单元）在超声引导下完成置管。

（13）ECLS 置管后，应在超声引导下于下肢远端置入导管进行顺行性下肢灌注。如果置管不成功，并且临床表现或监测（如近红外光谱监测）结果提示下肢严重低灌注，此时应进行开放式手术置管。早期必须使用适当的方法（如血管超声或 CT 血管造影）评估下肢远端灌注导管的正确位置和功能。

（14）根据 ECLS 置管后的临床情况，对患者进行全身 CT 检查，以明确未被发现的心搏骤停病因（尤其是中枢神经系统病因），判断有无心肺复苏的继发性损伤和 ECLS 置管的并发症。

（15）根据指南进行相应的目标性体温管理（32 ~ 36 ℃持续 24 h），并综合考虑患者当前的凝血功能和出血并发症。

（16）如果患者没有动脉搏动或者左心室仅产生微弱的收缩，可以考虑额外置入左心室微型轴流泵或 IABP，通过排空左心室以降低其负荷。

（17）对 ECPR 患者的预后进行判断仍然较为困难。在至今缺乏科学证据的情况下，由重症监护和 ECLS 团队决定是否及何时终止 ECPR 是十分困难的，而需要综合考虑医学和伦理方面的因素，制定个体化的决策。当前的复苏指南通常认为不应在 ROSC 后的 72 h 内进行神经功能预后评估和制定治疗决策。

（18）应该以标准操作规程（standard operating procedure，SOP）的形式制订 ECPR 的流程图，并定期进行评估。

第六节　ECPR 的缺点和局限性

ECPR 的医疗费用高昂，对人力资源需求高度密集。由于 ECPR 技术要求较高，仅能在综合水平高的医学中心进行，团队需要经过专业的训练并随时待命，且 ECPR 有其机械并发症和运行所致并发症。中空纤维膜式氧合器和离心泵的出现有望减少 ECPR 机械并发症，改善患者的预后。随着置管技术、纳米技术、生物人工膜技术及其他工程技术的不断发展，人们对 ECPR 认识的逐渐深入，操作技术的日趋娴熟，ECPR 并发症将越来越少。

机械并发症	患者机体并发症
设备故障	出血
氧合器功能异常	其他器官功能损伤
气体栓塞	感染
管路故障	溶血
	置管侧肢体循环障碍
	动静脉瘘

第七节　急诊科开展 ECPR 的机遇与挑战

　　心搏骤停是急诊医学领域的重要课题，CCPR 是心搏骤停治疗的基本手段。如何进一步提高心搏骤停患者的出院生存率和改善神经功能预后，是全球心肺复苏领域临床和科研的热点。

　　在 ECMO 技术出现以前，长时间 CPR 后仍无法恢复自主循环的患者，通常只能放弃治疗。但是某些患者，特别是心搏骤停是由某些可逆病因（如低温、中毒等）导致，或基础疾病可以治疗（如急性心肌梗死、肺栓塞等）者，在 CPR 期间建立 ECMO，一方面可以为冠状动脉供血，增加 ROSC 的可能性；另一方面可以缩短全身重要器官低灌注时间，暂时稳定患者病情，为进一步处理潜在的病因争取宝贵的时间。ECPR 的综合获益不仅源于其对心肺功能的支持，更源于其为后续的有效治疗提供了可行的平台。

随着临床医护人员对 ECMO 认识的不断加深，ECMO 技术逐渐成为反映医院综合救治能力的标志性技术之一，不少医院已购置或准备购置相关设备。急诊科该如何利用 ECMO 这项国内外尚属领先的技术来推动学科建设和发展呢？体外生命支持技术的常规开展，不仅需要成熟的团队及大量的资源投入，更需要医院综合能力的支撑，急诊科发展 ECMO 技术面临着巨大的竞争与挑战，其中，建立规范的 EICU 是基础，独立开展 ECPR 是主线，但是，即使是最成功的 ECPR 方案，也可能会因 ECMO 支持的患者最终无法恢复而给医疗系统、患者家属带来负担及伦理问题。

国内 ECPR 开展较晚，其规范性有待提高，经验积累有限，受限于客观因素，具备实施 7×24 h ECPR 条件的医疗中心不多。随着 ECPR 病例的增加，急诊科开展了 ECPR 技术平台研究，该技术平台将 CCPR 与 ECMO 相结合，同时整合多种器官功能支持与治疗技术（如 DuoFlo 靶向低温脑保护、主动脉球囊反搏、连续性肾脏替代治疗、经皮冠状动脉介入治疗、机械通气等）

和生命监测方法（床旁超声检查、血流动力学监测和脑氧饱和度监测等），形成了 ECPR 技术平台实施与管理方案，该技术平台在国内处于领先地位，有力推动了 ECPR 技术的发展并促进其与国际接轨。

第二章

ECPR 前的心肺复苏

在 CCPR 期间，缺血性损伤继续发展。随着 CCPR 时间的延长，ROSC 的可能性降低，患者的生存率降低。在所有幸存者中，99% 的患者在 CCPR 的前 39 min 内恢复自主循环。在 ECPR 患者队列中，CCPR 持续时间与生存期之间显著相关。研究表明，在 ECPR 开始前超过 30 min，每增加 10 min CCPR，患者生存率会下降 25%。ECPR 前发生的缺血性损伤和代谢紊乱的严重程度对患者预后有重大影响，从心搏骤停到 ECMO 启动的间隔时间是影响患者生存率的关键因素。高质量的 CCPR 可提供相当于正常心排血量 15%～25% 的血流支持。因此，最大限度地提高 ECPR 效果需要 ECPR 团队成员进行广泛的院前培训，具体内容包括优化心搏骤停识别、旁观者 CCPR、早期除颤（如果适用）、高质量的紧急医疗服务（EMS）及 ACLS 的早期动员，并在持续的高质量 CCPR 和 ACLS 下将患者运送到 ECMO 置管中心，以最大限度地减少对患者造成的伤害。

2020 年美国心脏协会在《循环》杂志上发布的《2020 年美国心脏协会心肺复苏和心血管急救指南》（以下简称"2020 年指南"）对心肺复苏和心血管急救进行了全面的循证医学评估，并给出建议。2020 年指南在原有院前院内"双五环"生存链的基础上增加复苏后康复环节，形成"双六环"生存链（图 2-1），并对"双六环"生存链中的重要环节进行更新，主要涉及以下内容：非专业施救者早期开始心肺复苏、肾上腺素的早期使用、实时视听反馈装置的应用、心肺复苏质量的生理监测、双重连续电除颤、选择通道时静脉通道优于骨通道、复苏后治疗与神经功能预后评估、复苏后康复、复苏后质量改进、孕妇心搏骤停的救治等（图 2-2）。

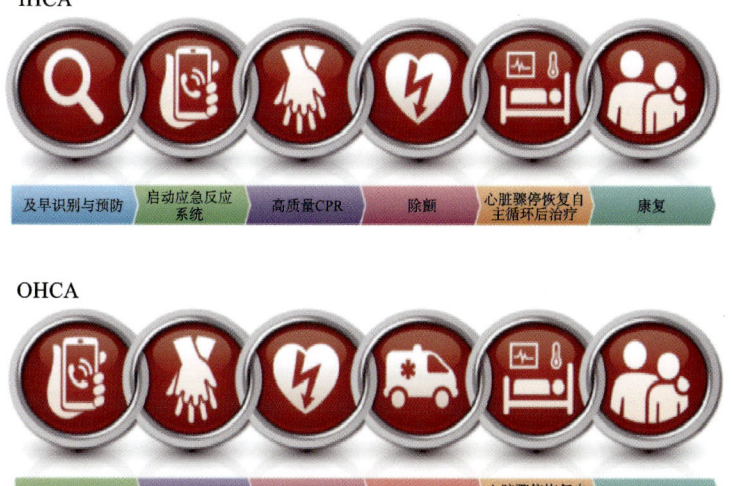

图 2-1　AHA 成人 IHCA 和 OHCA 生存链

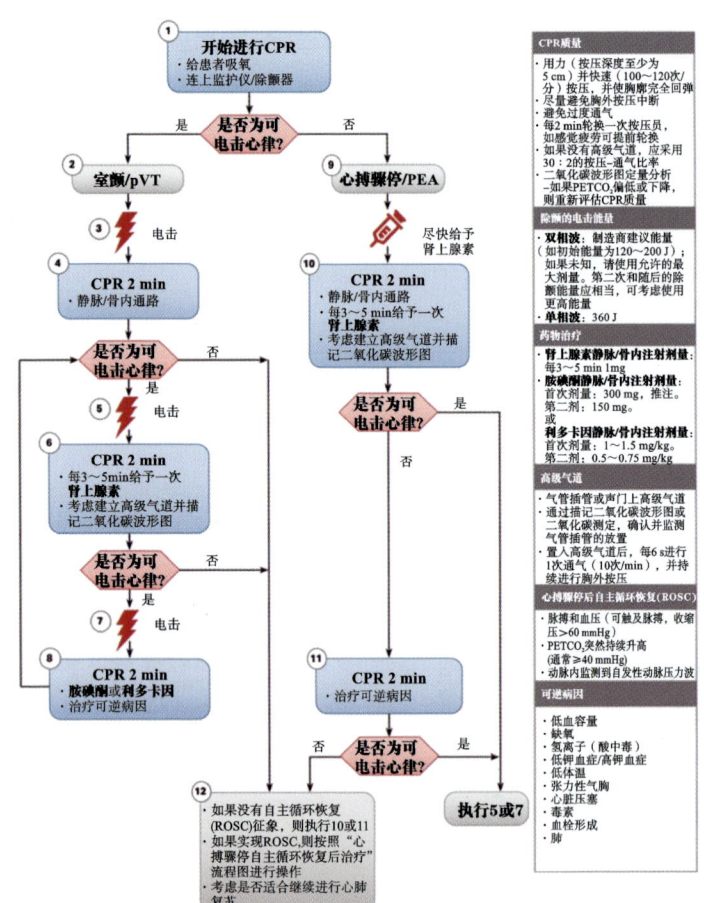

图 2-2　生存链成人心搏骤停流程图

　　《2023年美国心脏协会心肺复苏和心血管急救指南－成人基础/高级生命支持》（以下简称"2023年指南"），对心搏骤停患者的血管加压管理、ECPR、心搏骤停后经皮冠状动脉介入治疗、体温控制等进行了叙述。

第三章

ECPR 的实施与管理

第一节 ECPR 流程图

ECPR 流程图见图 3-1。

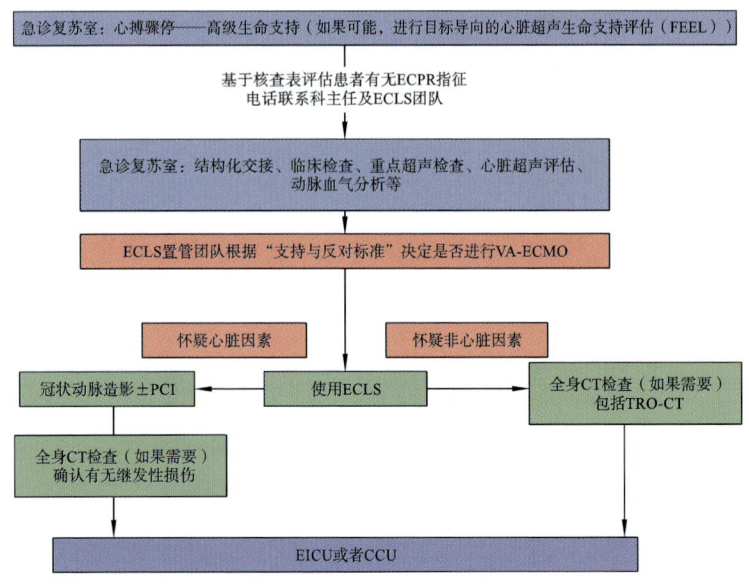

急诊复苏室：心搏骤停——高级生命支持（如果可能，进行目标导向的心脏超声生命支持评估（FEEL））

基于核查表评估患者有无ECPR指征
电话联系科主任及ECLS团队

急诊复苏室：结构化交接、临床检查、重点超声检查、心脏超声评估、
动脉血气分析等

ECLS置管团队根据"支持与反对标准"决定是否进行VA-ECMO

怀疑心脏因素　　　　怀疑非心脏因素

冠状动脉造影±PCI　　　使用ECLS　　　全身CT检查（如果需要）
包括TRO-CT

全身CT检查（如果需要）
确认有无继发性损伤

EICU或者CCU

图 3-1　ECPR 流程图

第二节 ECPR 常用设备配置及团队管理

1. 组建 ECPR 团队

ECPR 是一种资源密集型疗法，涉及面广，技术要求高，操作相对复杂，需多个学科、多个医疗团队紧密配合。ECPR 团队每位成员应具备一项或多项技能，置管医生、超声医生可由接受过专项培训的急诊科医生担当，体外循环灌注师可由接受过专项培训的急诊科护士

担当。采取 24 h 值班制度。对于年龄小于 75 周岁、心搏骤停病因可逆的患者，在征得患者家属同意后，一旦 CCPR 开始或自主循环难以维持，就立刻通知 ECPR 团队，团队成员争取在 20 min 内到达急诊抢救室，为成功抢救患者赢得宝贵时间。因 ECMO 仅为短期支持手段，在 ECMO 循环建立后，患者需积极治疗原发病。ECPR 的开展需心内科、心外科、医学影像科、输血科等多学科协作。但若在急诊科实施 ECPR，应以急诊科为主体，多科室紧密协作，才能顺利完成救治。

2. ECPR 团队组成及分工

（1）急诊抢救室值班医生：1 名，负责明确患者行 ECPR 的适应证、禁忌证，完成高质量 CCPR，在 ECMO 运转中协助管理，与家属沟通，签署知情同意书。

（2）置管医生：2 名，分别负责 ECMO 动脉和静脉置管，尽可能缩短置管时间。

（3）体外循环灌注师或冲管护士：1 ～ 2 名，负责 ECMO 管路预充，要求置管完成前管路预充完毕。

（4）超声医生：1 名，负责快速超声评估、超声引导辅助穿刺置管、确认穿刺导管进入深度的定位及处理畸形血管。

（5）护士：1 ～ 2 名，配合医生工作，负责准备 ECPR 相关器械及物品，以及对患者的常规护理、监护、床旁凝血功能监测，填写相关表格并核对。

3. ECPR 团队管理

不断提高 ECPR 团队所有成员的专业技能是团队建设的重要目标，英诺瓦心源性休克小组对 ECPR 团队建设提出的建议如下：ECPR 团队对患者的救治必须制定详细的标准化路径，路径中的每一步都建立在科学证据基础之上；必须对团队成员制定周密的培训计划，进行严格的培训并经常演练，不断提高团队成员的专业技能及沟通技巧等，从而提高对患者的救治水平。团队培训具体内容如下。

（1）医生培训：熟悉 ECMO 原理及管理，熟知 ECPR 适应证及禁忌证，熟练掌握 CCPR 技术；熟悉股动脉、股静脉解剖，熟练完成超声引导下穿刺置管及切开置管；熟悉心脏、血管超声检查，熟悉重症超声检查及超声引导下操作。

（2）护士培训：熟悉重症监护、物品准备、管路连接及预充、上机与撤机流程，并与医生配合，在 ECMO 运行期间负责机器维护及患者病情观察、床旁凝血功能监测等。

（3）病例讨论制度：在治疗过程中和治疗后，ECPR 团队成员需要进行多学科病例讨论。

（4）模拟演练制度：每个月进行一次模拟演练。

4. 实施 ECPR 的设备配置

建议 ECPR 在急诊抢救室或 EICU 内实施，ECPR 主要设备配置包括离心泵（用于离心泵头驱动）、手摇泵（离心泵不能正常工作时应急使用）、变温水箱（用于患者温度控制）、血氧饱和度监测仪（用于监测 ECMO 管路动静脉端血氧饱和度及血细胞比容）、近红外光谱仪（NIRS）、空氧混合器（用于调节 ECMO 供气端的流量与氧浓度）、氧气瓶（用作转运患者时应急气源）、自动体外心肺复苏机、呼吸机、床旁超声机（配置心脏探头、血管探头、腹部探头）、手术包（用于切开置管及撤管）、血凝仪（用于凝血功能监测）、头灯（用于在特殊情况下操作时辅助照明）等。

5. ECMO 耗材及物品准备

ECMO 套包（包括 ECMO 体外循环管路、氧合器和离心泵头）、ECMO 导管、ECMO 穿刺套包、专用器械包（包含穿刺不成功时切开血管所使用的器械）、单腔深静脉置管包（不确定是否应用 ECPR 时预先进行动静脉置管，或用于低体重患者动脉插管远端分流的建立）、无菌手套、管钳 4 把、血氧饱和度监测探头 2 个、双公头管（用于连接动脉插管侧路与远端灌注管）、6 Fr 鞘管（远端灌注管）、无菌剪、无菌超声探头保护套、耦合剂等。体外循环灌注师或者 ECMO 管路预冲护士完成 ECMO 穿刺包核查表、置管箱核查表的核对及上机用物清单的填写。

ECMO 套包核查表

类　别	名　　称	数　量
无菌物品	动脉导管	1 个
	静脉导管	1 个
	离心泵头	1 个
	氧合器	1 个
	ECMO 体外循环管路	1 套
	管钳	4 把
	置管包	1 个
	洞巾	1 块
	手术衣	6 件
	0 号缝合线	4 包
其他物品	ACT 试剂	1 盒

置管箱核查表

类　别	名　　称	数　量
无菌物品	三通接头	4 个
	动脉针	2 个
	套管针	4 个
	8 cm × 10 cm 无菌纱布	10 包
	中心静脉管路（三腔）	1 个

类　别	名　　称	数　量
无菌物品	压力传感器（含压力袋）	2个
	50 ml 注射器	4个
	20 ml 注射器	6个
	5 ml 注射器	6个
	无菌刀片	2个
	0 号缝合线	6包
	9 cm×30 cm 无菌敷料	6个
药品	1.25 万单位肝素	4支
	2% 利多卡因	2支
	生理盐水 3000 ml	2袋
	生理盐水 500 ml	3袋
	生理盐水 100 ml	2袋
	灭菌注射用水	2袋
一般物品	3M 胶带	1卷
	医用胶带	2卷
	医用绷带	3卷
	备皮刀	3把
	医用帽子	1包
	医用口罩	6个
	扎带枪（含扎带 2 包）	1个
	6 cm×7 cm 小贴膜（留置针用）	4个

类　别	名　称	数　量
一般物品	500 ml 75% 酒精	1 瓶
	500 ml 0.5% 碘伏	1 瓶
	2% 葡萄糖酸氯己定醇皮肤消毒液	1 瓶

ECMO 上机用物清单

类　别	名　称	位　置	是否完成
器械准备	ECMO 主机	手术室	（　　）
	变温水箱		（　　）
	手摇泵		（　　）
	空氧混合器		（　　）
	离心泵		（　　）
	管钳		（　　）
	血凝仪 (含 ACT 试剂)	耗材柜	（　　）
物品准备	置管箱	手术室	（　　）
无菌物品	静脉导管	ECMO 套包	（　　）
	动脉导管		（　　）
	离心泵头		（　　）
	氧合器		（　　）
	ECMO 体外循环管路		（　　）

类　别	名　称	位　置	是否完成
无菌物品	管钳	ECMO 套包	（　　）
	置管包		（　　）
	洞巾		（　　）
	手术衣	手术室	（　　）
	0 号缝合线		（　　）

6. ECPR 抢救药品准备

常用 ECPR 抢救药品包括肾上腺素、阿托品、去甲肾上腺素、异丙肾上腺素、多巴胺、利多卡因、碳酸氢钠注射液等；ECMO 相关药品准备包括肝素、预充液（大多数情况下可使用晶体液）、罗库溴铵、丙泊酚等。

第三节　ECMO 模式及建立

一、VA-ECMO 置管

成人最常用的置管方式是以股静脉为引血端，以股动脉为回血端。CCPR 开始后即进行双侧股动脉、股静脉穿刺，留置中心静脉导管及动脉测压管路。如需进行 ECPR 只需更换导丝即可快速完成置管操作，由 2 名医生分别进行两侧的置管操作可缩短置管时间。由于

CCPR 过程中动脉搏动难以触及，盲目穿刺容易损伤血管，且抗凝处理易导致穿刺部位出血，止血困难或形成血肿，甚至导致血流动力学不稳定，因此，超声引导下动静脉穿刺尤为重要。建议 ECPR 抢救场所常规配备超声机，置管医生要掌握超声检查操作技能，以利于快速完成置管操作。使用经皮穿刺技术在股静脉和股动脉置入管路前，利用超声检查判断血管的直径，对置管操作有指导意义。

持续 CCPR 下置管是一项具有挑战性的工作。穿刺血管可能并不容易，导丝置入需快速、准确。ELSO 组织发布的第五版红宝书建议，在难以区分动、静脉时，在导管室进行穿刺可在透视下观察导丝的走行，也可以在置入穿刺鞘后短暂造影，这样既有利于区分动、静脉，也有利于选择合适口径的导管并排除外周动脉病变。静脉导管位置可在透视下或通过超声检查确认，应避免在没有导丝的情况下调整导管位置。对于穿刺置管失败的患者，应及时行血管切开置管，此时需要急诊外科或者血管外科支援。

动、静脉置管既可以经皮穿刺，即使用标准经皮穿刺技术进行连续扩张而完成置管；也可以直接行血管切开置管；还有一种混合方法也被推荐，即快速切开、暴露股部血管，再将导管经皮穿刺置入血管，迅速将切开部位缝合。

导管型号的选择非常重要，必须考虑外周血管疾病的影响。第五版红宝书建议，较小直径的导管容易置入，可缩短置管时间，并可避免股动脉或髂动脉损伤、撕裂等致命并发症，还可减轻远端肢体的缺血损伤，如果目标流量是 2.2 ～ 2.5 L/min，15 ～ 17 Fr 的动脉导管可满足上述要求，血流可到达升主动脉，如果需要更大的流量，需考虑使用更大型号的导管。

由于 ECPR 期间会使用较多的收缩血管药物，股动脉在药物的刺激下收缩，其直径基本与导管直径相同，所以导管远端的血供会被导管阻挡，下肢缺血的发生率较高。ECMO 置管 6 h 内，在股浅动脉远端顺行置管，从 ECMO 动脉插管引出侧支，并与在股浅动脉放置的 6 Fr 动脉鞘管连接，可为下肢远端供血，降低下肢血管并发症发生率。ECMO 穿刺置管时不推荐使用血管缝合器预缝合技术（preclose technique），以尽量缩短心搏骤停至开始 ECMO 支持的血流恢复时间。

二、ECMO 管路组装和预冲

ECMO 管路组装和预冲与置管需同时进行。ECMO 管路的组装和预充可以远离床边进行，预充好后移动至患者床旁。

1. 预充液的选择

（1）常规使用生理盐水进行预充（建议选用 1000 ml，缩短预充时间）。

（2）在条件允许的情况下，推荐使用不含外源性乳酸的晶体液进行预充。

（3）如果预充液中需要加入白蛋白或者其他血制品，需要使用晶体液进行预充后再加入。

2. ECMO 管路预冲流程

（1）人员准备：护士仪表端庄，服装整洁。

（2）洗手，戴口罩。

（3）用物准备。

① ECMO 机器（检查水箱，吸除残余水）。

② 1000 ml 生理盐水，500 ml 灭菌注射用水（2 袋）。

③无菌手套。

④肝素帽（2 个）。

⑤管钳（4 把）。

⑥ ECMO 套包。

（4）连接 ECMO 机器电源，用 3M 胶带固定电源。

（5）打开 ECMO 套包，戴无菌手套。

（6）打开氧合器架上开关，安装氧合器，关闭开关，调整离心泵头与氧合器之间距离。

（7）将废液袋挂于输液架上。

（8）连接氧合器上氧源。

（9）连接猪尾型导管及三通接头（氧合器旁及离氧合器近的三通接头各一个）。

（10）用管钳夹闭输液管后连接生理盐水袋（注意管钳夹闭输液管前端），将输液管连接至与离心泵头距离近的三通接头上。

（11）将管钳夹闭在输液管三通接头及离心泵头之间。

（12）检查管路，准备预冲。

（13）打开输液管管钳，排空管路内气体，排空猪尾型导管。

（14）用管钳夹闭两个三通接头之间管路（近输液管三通接头处），打开输液管三通接头与离心泵头之间的管钳，利用重力作用排空离心泵头内气体。

（15）离心泵头排净空气后，用管钳夹闭泵后管路，离心泵头安装到离心泵驱动单元中，关闭锁固件。

（16）打开 ECMO 主机及显示器开关,待自检完成后，上调流量旋钮至 1000 r/min 左右，打开泵后管路管钳。

（17）继续将氧合器内气体排空。

（18）夹闭输液管（生理盐水袋液体流出道的夹闭位置应尽量靠近盐水袋,否则容易再次进气）及排气管，将废液袋内气体排空，输液管连接到废液袋上，建立循环，充分运转后确保管路无气体。

（19）打开两个三通接头之间管路的管钳，关闭输液管三通接头及氧合器三通接头，形成自循环。

三、ECMO 运行开始

置管完毕后快速连接动静脉管路，核对确认管路连接无误后启动循环并开始计时，再打开气源，保持血相压力始终大于气相压力。如果气相压力大于血相压力，气泡会通过氧合器进入血液循环而造成气体栓塞。

第四节　ECMO 运行管理

1. 抗凝管理

动、静脉导丝均置入后，对患者静脉给予负荷量肝素 50 U/kg（如明确心搏骤停前存在凝血功能障碍，则减少肝素用量或不使用肝素）。最好在给予肝素 3 min 后检测 ACT 和 APTT，记录基础数值。ACT 的监测应该使用低范围激活凝血时间（ACT-LR）法。若 ACT-LR 在目标范围（180 ~ 220 s）内，则可以进行插管和转流。需注意：在心肺复苏期间，若患者无有效循环，肝素可能无法进入血液循环而发挥抗凝作用，可在置管前通过股静脉鞘管给药。当 ACT 低于 180 s 时，启动肝素持续泵入，避免弹丸式给药。ELSO 推荐肝素输注剂量为 20

U/（kg·h），但是鉴于东西方人种差异，国内通常以 8～10 U/（kg·h）输注。补充促凝血液制品（如血小板、血浆、冷沉淀、凝血酶原复合物、纤维蛋白原等）时需适当调高肝素泵入剂量，并建议从外周静脉输入。

ECMO 支持期间，通过持续静脉泵入肝素，维持低范围激活凝血时间（ACT-LR）在 180～220 s 之间。除了监测 ACT-LR 外，还要同时监测 APTT，使 APTT 维持在 60～80 s。当 ACT-LR 与 APTT 结果变化趋势不一致时，应以 APTT 为准。建议每日查血栓弹力图，全面评估患者凝血状况。

预防血栓栓塞并发症在 ECMO 支持的患者管理中至关重要。栓子可能来源于血管（若左心室未排空或未射血，左心室和主动脉根部也可能成为栓子来源）及 ECMO 回路本身。应经常检查氧合器以查找血栓形成的证据，可用强光手电筒检查氧合器，也可间接评估溶血状况（如检测乳酸脱氢酶、血浆游离血红蛋白）和气体交换效率。监测管路压力时，氧合器跨膜压力显著变化表明可能有阻塞，阻塞多由血栓形成导致。

ECPR 患者因经历了无血流及低血流灌注，发生了严重的代谢紊乱，其病理改变较 ECMO 患者更严重。在 ECPR 患者中，因凝血功能紊乱造成出血时，抗凝处理需谨慎，患者发生严重出血和血栓并发症的概率高，可危及生命。有学者评估了 OHCA 患者的凝血功能，发现凝血功能均发生了显著改变，大多数患者发生了严重的出血事件，其中 73% 的患者在第一个 24 h 内需要输注大量的血液制品。

2. 流量调整

VA-ECMO 的初始目标流量应为 2.2 ～ 2.5 L/min，平均动脉压 > 60 mmHg，既往有高血压的患者，可以适当维持较高血压。氧合器初始吸氧浓度设定为 50% ～ 60%，逐步将外周血氧饱和度调整至 90% ～ 95%，混合静脉血氧饱和度维持在 70% 左右，从而减轻缺血再灌注损伤，每 3 h 测量一次血气分析，分析电解质和内环境的情况，及时调整 ECMO 流量，以维持或恢复正常的肾、肝和肺功能。可使用近红外光谱仪（NIRS）监测局部脑氧饱和度（目标值 60% ～ 70%）以调整 ECMO 流量。在 ECMO 支持期间，必须监测左心功能，每日行床旁心脏超声检查和胸部 X 线检查，维持适宜的流量，防止左心负荷过重及主动脉瓣开放受限，同时监测血浆游离血红蛋白和胶体渗透压。VA-ECMO 支持时可发生"分水岭"现象，增加左心室后负荷，导致主动脉瓣不能正常打开，并有形成左心室血栓的风险。因此，行心脏超声检查时可以观察左心室舒张末径、左心房大小及容量、右心室舒张末径、室间隔运动情况、心脏 EF 值及主动脉瓣开放情况等，胸部 X 线检查也可间接提示左心室后负荷是否增加。所以 ECMO 流量应在保证器官灌注的同时，使左心室后负荷尽量减小。同时每日需复查血浆游离血红蛋白及胶体渗透压。监测血浆游离血红蛋白以观察 ECMO 期间血细胞的破坏情况，监测胶体渗透压以了解患者体内渗透压，防止组织水肿。

3. 左心减压策略

ECPR 支持期间，VA-ECMO 可升高心脏后负荷，进而引起左心室扩张、心肌缺血、左心房压力升高、肺水肿等，患者可因左心室及肺循环血液淤滞并发左心室血栓和肺栓塞。若出现左心室扩张、左心房压力升高、肺水肿、主动脉瓣开放受限等情况，应积极行左心减压。有文献报道，与单独使用 VA-ECMO 相比，VA-ECMO 运行期间联合应用 Impella 行左心室减压可明显降低顽固性心力衰竭患者住院死亡率，并减少血管活性药物的使用，使接受进一步治疗及成功过渡到康复阶段的患者占比更高。也有研究证实主动脉内球囊反搏（IABP）在 VA-ECMO 运行期间可明显改善血流动力学，降低左心室后负荷。

左心减压常用方法（图 3-2）如下：IABP、联合 Impella、介入下房间隔打孔、经胸的右上肺静脉引流、经腋动脉插管等。

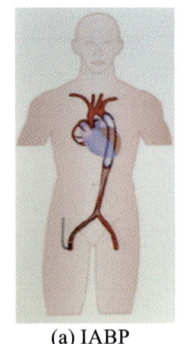 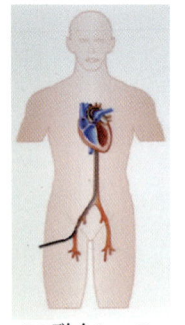

(a) IABP   (b) 联合Impella

图 3-2   左心减压常用方法

4. 温度管理

低温治疗可促进患者神经功能恢复。实施 ECPR 后的 24 h 要严格进行体温控制，目标温度为 32 ～ 36 ℃，可联用头部冰帽降温，然后对患者进行第一次神经学评估。目标温度管理（TTM）是目前被临床证实能够改善心搏骤停患者远期预后和使患者神经功能恢复的方法。所有在 ECPR 后昏迷的患者均需行目标温度管理，可使用 DuoFlo 靶向低温脑保护技术实现目标温度管理。根据患者 ECPR 后的意识状态、出血风险和患者家属是否同意等决定是否使用目标温度管理。

5. 肺通气策略

根据患者不同的心肺基础情况，采用不同的通气策略及合适的呼吸参数，建议呼吸机在肺保护（避免气压伤、容积伤等）的基础上与 ECMO 协同设置，维持 PaO_2 在 20 kPa（150 mmHg）左右，$PaCO_2$ 在正常高值水平。

如果调整呼吸机及 ECMO 参数也无法保证患者氧合，则可以采用 VAV 模式。

6. 血流动力学监测

ECPR 下血流动力学监测的意义在于通过监测来调整血容量、心收缩力和外周阻力，以期在最佳的容量状态下达到最佳的灌注效果，最终达到氧供和氧耗的平衡。只有对多个指标综合评判，评判结果才能更加接近血流动力学真实状态。ECPR 条件下的血流动力学监测和对患者治疗的指导都需要更多的临床实践和经验总结。

VA-ECMO 支持的患者应进行有创动脉压及中心静脉压等监测。理想的有创动脉压监测部位在右上肢，由于头臂干更接近心脏，受 ECMO 血流影响小，经右上肢抽取的动脉血气标本更能反映冠状动脉和脑血流的氧含量及心脏供血的真实情况。此外，有创动脉压监测指标包括平均动脉压及脉压等。脉压反映 ECMO 支持期间和撤机时的心脏收缩力。无动脉搏动或动脉搏动弱表明左心室不射血或射血量很少，这可导致血液淤滞和血栓形成风险增加。较高的脉压提示心功能恢复。由于受到呼吸机正压通气及 ECMO 引血端抽吸作用的影响，中心静脉压动态变化仅能作为参考。可应用 Swan-Ganz 导管监测肺毛细血管楔压等，指导容量管理及血管活性药物的使用。

ECPR 中很多传统监测手段缺乏，超声监测的重要性则凸显出来。利用心脏超声检查可迅速判断心搏骤停的某些原因（如心脏压塞），也可以在自主心律一过性恢复时判断患者有无急性心肌梗死、急性肺栓塞等。其他评估心排血量的方法在 ECMO 支持下可能不可靠，理想情况下，应在患者接受 ECMO 期间每日进行心脏超声检查，连续进行心脏超声检查的一个重要作用是监测心腔大小，以确保心室充分排空。保持主动脉瓣开放十分重要，行外周 VA-ECMO 时，逆行主动脉血流会对抗左心室射血，闭合的主动脉瓣会导致左心室扩张和血栓形成。心腔内和主动脉内的血栓形成可以通过心脏超声检查诊断。利用心脏超声检查可评估心脏的结构和功能，并分别评估左心功能及右心功能。射血分数是目前研究最多，且被临床广泛接受的心脏功能指标，其具有可重复性好、能够较早评估全心收缩功能等优点。评估心脏功能通常以左心为核心，而右心作为心脏评估中重要环节常被人忽视，右心室大小与室间隔运动在评估右心功能时也非常重要。

7. 容量管理

容量管理在 ECMO 运行期间至关重要。推荐应用超声检查辅助进行容量评估，一旦启动 VA-ECMO，就应当立即采用容量优化策略。通过使用利尿剂或连续性肾脏替代治疗（CRRT），患者可以获得最佳的容量状态。ECMO 支持的患者若需要行 CRRT，可直接将透析过滤器接入 ECMO 回路中，但同时患者发生感染、血栓形成和出血等并发症的风险会增加。

8. 插管侧下肢的观察

由于管路对血管的阻塞，下肢缺血及血栓形成的发生率会增加，应密切观察患者下肢的皮温、颜色、硬度、腿围、关节活动度变化。可以应用近红外光谱仪（NIRS），判断外周组织灌注情况，及时发现下肢缺血。

9. 感染控制

行 ECPR 的患者病情严重，由于组织缺血缺氧、类固醇激素的应用、各种导管的植入等，易于出现感染甚至多重感染，因此应严格按照医院感染管理制度进行感染控制。建议 EICU 实施单间隔离治疗，由当班护理组长专人护理。如果患者已明确感染病灶及致病菌，应选择敏感抗生素，同时覆盖穿刺操作可能带来的污染细菌。如果无明确感染病灶，应参考心脏手术原则预防性应用抗生素。预防性应用抗生素时，应根据 EICU 抗菌谱积极升级抗生素，还应根据基础疾病和感染指标决定应用疗程。每日复查血常规，必要时查 C 反应蛋白、降钙素原，做血培养、痰培养等，进行感染监控，根据微生物学证据随时调整抗生素的使用。注意 ECMO 环路对药物的螯合作用，推荐对能监测血药浓度的药物进行监测。

第五节　ECPR 相关并发症及处理策略

ECPR 相关并发症发生率较高。根据并发症的发生机制，并发症可分为机械并发症及患者并发症，其中机械并发症包含血栓形成、管路并发症、空气栓塞等，患者并发症包括出血、溶血、感染、脏器功能不全等。

1. 机械并发症

（1）血栓形成：ECPR 的成功实施依赖于 ECMO 设备。由于 ECMO 设备管路与血液的接触面为非生理性，凝血因子及血小板在此处激活后易形成血栓。抗凝不充分及血流缓慢是促进血栓形成的两个主要因素。管路或氧合器内血栓一旦脱落并进入体内，可导致器官栓塞的严重后果。应在 ECMO 转流过程中充分抗凝，监测 ACT。ACT 维持在 150 ～ 180 s 可减少血栓形成。此外，定时用高亮光源对设备、管路进行检查，及早发现血栓形成非常必要，若发现较大血栓形成，应及时更换局部或整套设备。

（2）管路并发症：动、静脉置管是建立 ECMO 管路与血管连接的必要步骤，血管损伤、远端肢体缺血是管路并发症的主要表现。血管损伤的主要原因是插管口径与血管管径不匹配，此外，置管过程中暴力操作也是导致血管损伤的重要因素。一旦发生血管损伤，将导致出血等并发症的发生。置管前利用超声检查判断血管管径，选择大小合适的导管，操作过程中避免暴力置管是预防血管损伤的主要手段。一旦确认存在动、静脉损伤，需评估原位置管可能，必要时需更换置管部位，对损伤血管及时进行修复。远端肢体缺血是因置管部位动脉管腔被插管占据引发动脉痉挛所致，严重时可导致远端肢体坏死，在股动脉远端穿刺置入分支管路可有效预防、缓解远端肢体缺血。

（3）空气栓塞：由于 ECMO 支持系统是一个密闭系统，并发空气栓塞的概率并不高，静脉端空气栓塞多由管路密封性受损所致，动脉端空气栓塞常源于氧气从血液中析出。ECMO 支持系统配备的气泡探测装置可及时发现管路内气泡，核查该系统是否存在破损，避免过度供氧，预防空气栓塞的发生。如怀疑空气进入体内，需将患者置于头低位，排除进气原因后再开机，条件允许时可进行高压氧治疗，以促进神经功能恢复。

2.患者并发症

（1）出血：出血是 ECPR 过程中最常见的并发症，其发生率为 31.3%，出血部位常见于插管部位、气道、消化道等。导致出血的常见原因如下：①患者在行 ECMO 支持前曾接受过各种有创治疗，如胸外按压、动静脉穿刺等，这些治疗性操作可导致肋骨骨折、血气胸、穿刺置管处血肿等出血并发症；②由于组织缺氧、酸中毒，患者内环境紊乱，凝血功能异常；③在 ECMO 转流过程中，血小板、凝血因子因与管路接触而被激活并消耗；④强烈的应激反应导致的应激性溃疡，以及气道管理（如吸痰、气管插管等操作）导致的气道损伤都是诱发出血的因素；⑤循环衰竭或心搏骤停患者在接受 ECMO 之前已存在脑缺血、缺氧性损伤，开始 ECMO 后又发生再灌注损伤。有研究报道，ECMO 辅助期间神经系统并发症主要有脑死亡、脑梗死、颅内出血和癫痫四大类，其发病率超过 15%，ECPR 患者更高。ECPR 患者一旦发生气道、消化道或颅内出血，会加重病情，最终影响预后，增加死亡风险。

预防出血并发症首先要尽量避免开放新的静脉通道、皮下注射、肌内注射等操作，在吸痰、置入鼻胃管等操作中应尽量避免黏膜损伤，定时检测激活全血凝固时间（ACT），避免过度抗凝导致出血。针对插管部位出血，需尽量减少血管损伤；针对血小板与凝血因子消耗，如在 ECMO 转流过程中血小板计数低于 50×10^9/L，或纤维蛋白原浓度低于 1.0 g/L，应进行相应补充；对于明显出血或有出血高风险的患者，纤维蛋白原浓度应维持在 1.5 g/L 以上，ACT 可控制在 140 ～ 160 s，对于肝素诱导的血小板减少症患者，应改用阿加曲班或重组水蛭素进行抗凝。静脉输注抗纤溶药（如氨基己酸），可减轻纤溶相关并发症。

（2）溶血：在 ECMO 转流过程中无法避免溶血，其原因包括红细胞与非生物材料表面接触而被破坏，高静脉压、管路、血泵等因素导致的机械损伤。溶血程度通常随 ECMO 辅助时间的延长、辅助流量的增加、血细胞比容的增加而加重，应尽可能减少 ECMO 辅助时间，避免不必要的高流量，维持适当的血细胞比容（0.30 ～ 0.35）以减少溶血的发生。患者发生溶血后可出现血红蛋白尿。血红蛋白管型阻塞肾小管可导致肾功能不全，维持尿量、碱化尿液可有效降低肾脏损害。

（3）感染：尽管 ECPR 过程中常规使用抗生素，但患者感染的发生率仍较高，并且随着 ECMO 支持时间的延长而升高，肺不张、肠源性感染、导管相关性感染是感染发生的主要原因，ECMO 转流过程中白细胞激活、单核 - 巨噬系统功能降低等也是感染的促发因素。加强气道管理、尽早拔除气管插管、尽快恢复经口饮食、严格无菌操作可降低感染的发生率。一旦发生感染，需尽早进行血培养，根据血培养结果选用敏感抗生素治疗。

（4）肾功能不全：在 ECPR 过程中，肾功能不全是除出血外最常见的并发症，肾功能不全主要表现为血肌酐升高、氮质血症、少尿或无尿、电解质及酸碱平衡紊乱。发生肾功能不全的原因主要包括缺血、缺氧、炎症介质损伤、血红蛋白管型阻塞肾小管。维持肾脏良好的血液循环和充足的氧供是预防和处理肾功能不全的基础。使用适量的激素抑制炎症反应，尽可能减少红细胞破坏，使用碳酸氢钠碱化尿液，避免使用肾脏毒性药物，均有保护肾功能的作用。如果患者尿量 < 0.5 ml/(kg·h) 且持续 3 h，肌酐持续升高至 200 mmol/L 以上，应积极进行连续性肾脏替代治疗。早期给予连续性肾脏替代治疗有助于容量控制和纠正内环境紊乱。

（5）肺部并发症：在 ECPR 过程中，肺部并发症主要有胸腔出血、肺不张、肺部感染等。胸外按压可能导致胸骨骨折、肺损伤，在抗凝条件下易发生胸腔、肺部出血。肺不张与肺部感染多见于机械通气患者，痰液引流不畅或气道内出血堵塞支气管可导致肺不张、肺部感染，因此，要加强气道护理，若发现肺不张，可利用支气管镜吸痰，促进肺复张。

（6）神经系统并发症：神经系统并发症主要表现为脑水肿、脑出血、脑栓塞。ECPR 过程中出现的缺血再灌注损伤、炎症因子释放是脑水肿发生的主要原因。脑出血的主要原因是抗凝处理、凝血功能障碍、血小板减少，脑出血发生率虽很低，但是一旦发生，将引发严重后果。脑栓塞主要源于气体栓塞与管路血栓形成，预防血栓形成与气体栓塞的措施可减少脑栓塞的发生。患者如有脑出血倾向或已经出现脑出血，应立即停止 ECPR。如果发现患者有脑梗死表现，应该适当提高 ECPR 辅助流量，进而提高患者的收缩压，加强脑灌注，防止出现缺血缺氧性脑病。

第六节　ECPR 撤机

ECPR 的撤机指征与 VA-ECMO 相似，主要包括如下几点：①小剂量血管活性药物即可维持血流动力学稳定；②无致命性心律失常；③无电解质及酸碱平衡紊乱；④辅助流量减少到正常心排血量的 10%～20%；⑤超声心动图显示，左心室射血时间＞200 ms、左心室射血分数＞40%。可以采用减少辅助流量、建立侧支循环、泵控逆流试验（PCRTO）进行撤机试验。如果患者撤除 ECPR 后又发生顽固性休克，则需要重新进行 ECPR 辅助。患者如果出现持续严重感染、神经系统严重不可逆损伤、多器官功能衰竭及难以控制的出血，则需要终止 ECPR 治疗。撤除动静脉置管的方法取决于置管方法，若为外科切开置管，需通过外科切开和修复血管来撤除。若为经皮穿刺置管，可通过压迫止血、预置血管缝合器来撤除，也可以选择外科切开和修复血管。

第七节　常用心搏骤停复苏药物与注意事项

1. 肾上腺素

肾上腺素是 α 、β 受体激动剂，是心搏骤停的一线用药，可用于电击无效的心室颤动、无脉性室性心动过速、心室停搏等患者。

（1）药理作用：收缩血管（升高血压），增强心肌收缩力，增加冠状动脉及脑组织血流量，增加心肌自律性和使心室颤动易被电复律等。

（2）用法用量：1 mg 静脉推注，每 3 ～ 5 min 重复用药 1 次。每次从周围静脉给药后应使用 20 ml 生理盐水冲管，以保证药物能够到达心脏。

（3）用药注意事项：抢救时可出现静脉穿刺不顺利，暂时无法由静脉推注给药，此时可以通过骨髓腔穿刺途径推注肾上腺素，用量不变。如果静脉和骨髓腔穿刺都未成功，但已成功进行气管插管，也可以将肾上腺素用生理盐水稀释后推注到气管插管里，每次 2 ～ 2.5 mg，每 3 ～ 5 min 1 次。心内注射肾上腺素的方式现已不使用。

2. 胺碘酮

胺碘酮是一种Ⅲ类抗心律失常药物，是治疗各种心律失常的主流药物，更适合用于严重心功能不全患者。

射血分数＜40% 或有充血性心力衰竭征象时，胺碘酮应作为首选的抗心律失常药物。当已实施心肺复苏、2次电除颤并给予血管升压素后，若心室颤动、无脉性室性心动过速仍持续，应考虑给予抗心律失常药物，优先选用胺碘酮静脉推注；若无胺碘酮，可使用利多卡因静脉推注。

（1）用法用量：心肺复苏患者如为心室颤动、无脉性室性心动过速，胺碘酮初始剂量为 300 mg，溶入 20 ～ 30 ml 葡萄糖注射液快速推注，3 ～ 5 min 后再推注 150 mg，维持剂量为 1 mg/min，持续静滴 6 h。一般建议每日最大剂量不超过 2 g。

（2）用药注意事项：胺碘酮中含有具负性肌力作用和扩血管作用的成分，可导致低血压和心动过缓。这可以通过减慢给药速度来预防，尤其是对有明显心功能障碍或心脏明显扩大者，更要注意胺碘酮的注射速度，并注意观察患者的血压和心率。

3. 利多卡因

利多卡因是一种 Ⅰ 类抗心律失常药物（钠通道阻滞药）。无胺碘酮时，利多卡因可用于电除颤无效的心室颤动、室性心动过速患者，但禁用于严重的心脏传导阻滞（包括二度及三度房室传导阻滞、双侧束支传导阻滞），严重窦房结功能障碍和对利多卡因过敏者。

（1）用法用量：利多卡因第 1 剂 1 ~ 1.5 mg/kg（一般使用 50 ~ 100 mg），迅速静脉推注。若室性心动过速、心室颤动仍持续，可重复使用 1 次，第 2 剂 0.50 ~ 0.75 mg/kg，静脉推注，若电复律仍无效，不再使用利多卡因。

（2）用药注意事项：利多卡因的血药浓度过高时，可引起心肌传导异常、神经系统抑制、嗜睡、定向力丧失、心动过缓、心脑综合征等。

4. 阿托品

阿托品是 M 型胆碱受体拮抗剂，可加快窦性、房性起搏和房室传导。心肺复苏后，严重缺氧或 CO_2 潴留均抑制传导，如引起房室传导阻滞或窦性心动过缓。对于伴随血流动力学变化的急性心动过缓患者，可予阿托品增加心率，如果患者对阿托品无反应，肾上腺素可能有效，必要时患者需准备急诊经静脉临时起搏。

（1）用法用量：抢救成人心搏骤停的阿托品用量是 0.5 ~ 1 mg，静脉推注，可以在 3 ~ 5 min 后再重复给药，静脉滴注用量不应超过 2 mg。阿托品经气管内给药时其用量比经静脉给药大 2 倍。

（2）用药注意事项：反复用较大剂量给药时应监测心率，以防出现阵发性心动过速。

5. 碳酸氢钠

由于碳酸氢钠可能通过降低血管阻力减少冠状动脉灌注压，并使氧解离曲线左移，不利于氧的释放，故不推荐ECPR患者常规使用碳酸氢钠。但在特殊情况下，如患者存在明显代谢性酸中毒或高钾血症，使用碳酸氢钠可能有益。建议条件允许时在监测血气分析结果或碳酸氢盐浓度下使用。

（1）用法用量：初始剂量可予1 mmol/kg，或在电除颤、CPR、通气支持及肾上腺素注射1次以上后使用。在持续心肺复苏过程中每15 min给予1/2剂量，最好参考血气分析结果调整剂量，防止碱中毒。

（2）用药注意事项：对于心搏骤停持续时间较长的患者，应用碳酸氢钠治疗可能有益，在电除颤、心脏按压、气管插管、机械通气和血管收缩药治疗无效时方可考虑使用该药。

第四章

ECPR 操作图解

1. ECPR 硬件配置图解

设备名称	功能说明与注意事项	图示
自动心肺复苏机	心肺复苏机最基本的功能是执行高质量胸外按压，增加心搏骤停患者心脏和脑的血流量，并对电除颤、静脉用药、心导管技术及其他形式的血管重建治疗方法起到桥梁作用，提高 ROSC 成功率	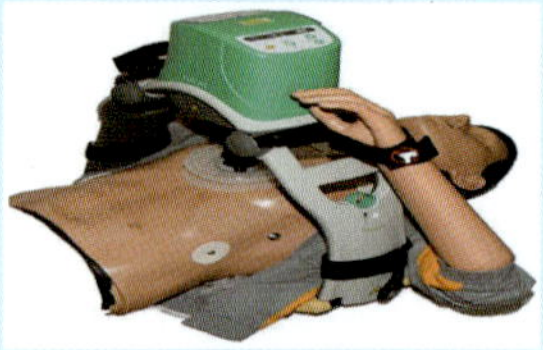
气管插管装置	气管插管是心肺复苏患者抢救过程中的重要措施，是气道管理中应用较广泛、较有效、较快捷的手段之一	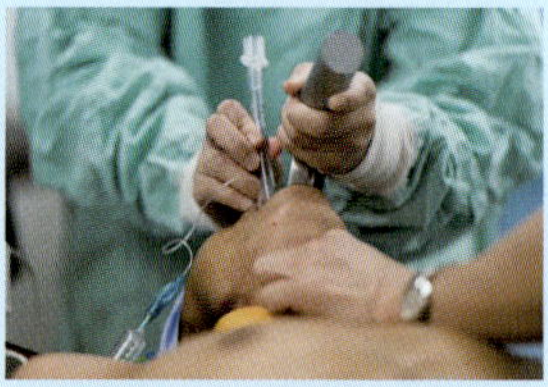
呼吸机	机械通气是 CCPR 时的通气方式之一，常用于转运及院内抢救时	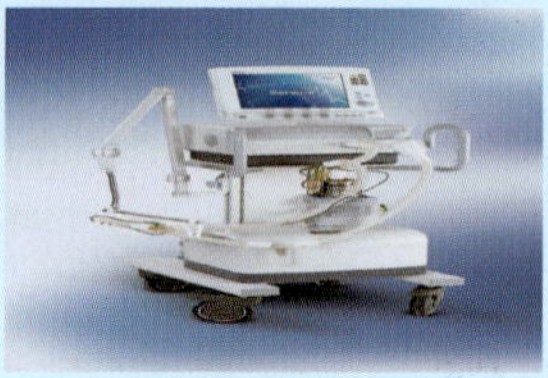
监护除颤仪	电除颤是心肺复苏的重要抢救手段，条件允许时应该及时进行快速除颤，这有利于尽快消除心律失常，使患者恢复正常的心跳	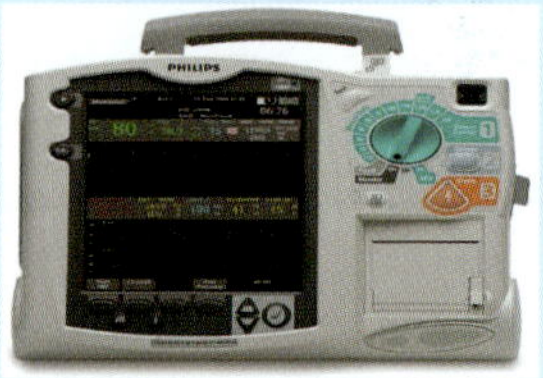

ECPR 操作技能图解教程

设备名称	功能说明与注意事项	图 示
呼气末 CO_2 监测仪	在心肺复苏过程中，通过监测患者的呼气末 CO_2 浓度，可以判断血流量和气流量，从而评估 CCPR 效果	
有创动脉血压监测装置	在 CCPR 期间实时监测血压变化情况，既可以实时评估心脏按压时冠状动脉灌注压，又可以评估心脏按压的有效性，从而指导提高心脏按压的质量；还可以在 CCPR 期间反复采集动脉血进行动脉血气检测	
床旁超声检查仪	床旁超声检查有助于心搏骤停的病因识别、临床治疗、预后评估，以及为 ECMO 管路置入进行血管评估	
NIRS 脑氧监测仪	近红外光谱（NIRS）技术是一种无创的脑氧监测手段，NIRS 能监测心肺复苏期间脑氧代谢变化，可用局部脑氧饱和度（rSO_2）来评估心肺复苏的有效性	
ECMO 机器	在病因可逆的前提下，对已使用 CCPR 但不能恢复自主心律或反复心搏骤停而不能维持自主心律的患者，快速实施 ECMO 支持治疗，提供循环及呼吸支持	

设备名称	功能说明与注意事项	图示
主动脉内球囊反搏（IABP）装置	IABP 可通过降低后负荷和改善冠状动脉灌注来降低 VA-ECMO 导致的左心室后负荷升高带来的不良影响	
Impella 心脏辅助装置	Impella 是一种经皮介入的微型轴流泵，与 ECMO 机器联用可用于降低左心室前负荷	Impella支持导管　Impella微型轴流泵
CRRT 仪	CRRT 的主要适应证是液体过多、酸中毒、电解质紊乱及急性肾损伤（AKI）等	
冠状动脉介入手术室	开展 ECMO 辅助下冠状动脉介入治疗	

2. ECMO 相关耗材及硬件配置

ECMO 相关耗材及硬件配置见图 4-1 至图 4-10。

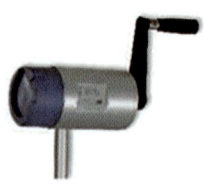

图 4-1　手摇泵（在离心泵不能正常工作时应急使用）

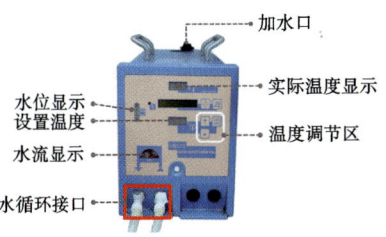

加水口

实际温度显示

水位显示
设置温度

温度调节区

水流显示

水循环接口

图 4-2　变温水箱（用于控制患者体温）

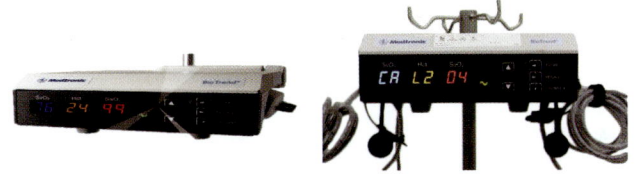

图 4-3　血氧饱和度监测仪（用于监测 ECMO 管路动静脉端血氧饱和度及血细胞比容）

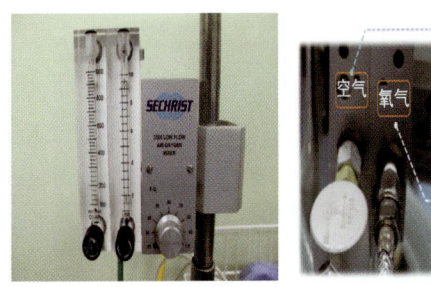

空气　氧气

图 4-4　空氧混合器（用于调节 ECMO 供气端的流量与氧浓度）

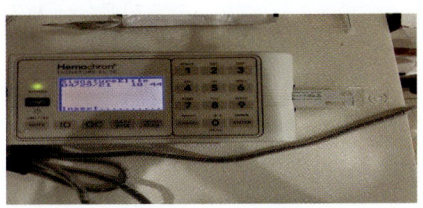

图 4-5　血凝仪（监测凝血功能）

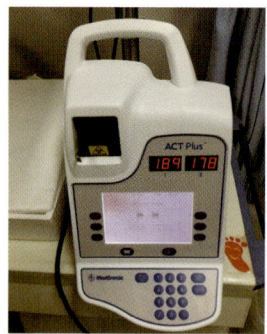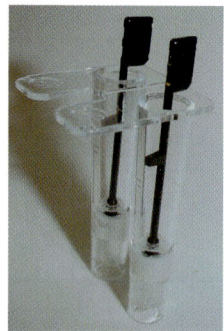

续图 4-5

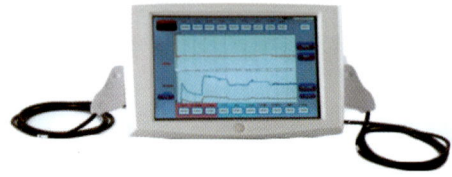

图 4-6　LANDING 目标靶向灌注（在线实时监测氧供及氧耗）

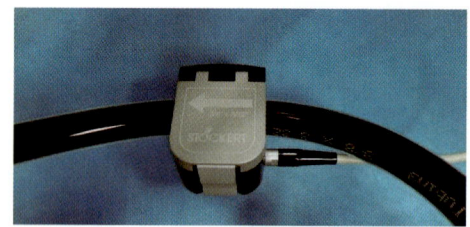

图 4-7　血流量探测夹

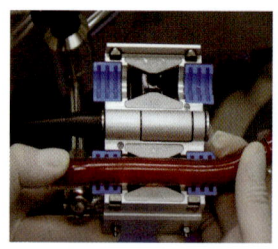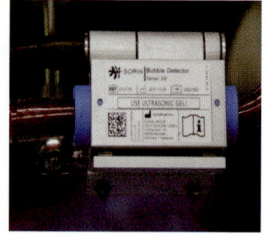

图 4-8　气泡探测器

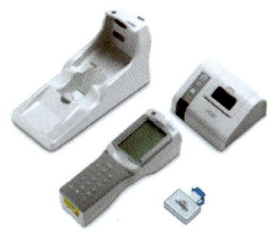

图 4-9　实时动脉血气监测仪

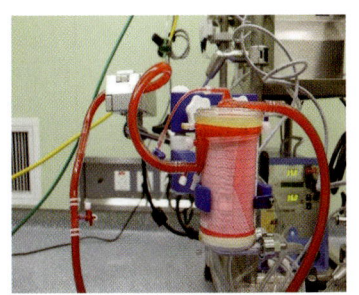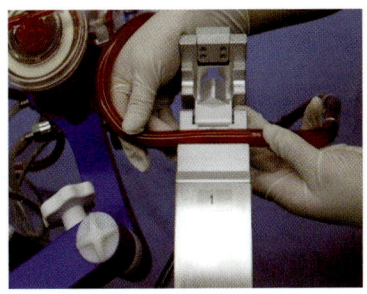

图 4-10　电子遥控管路阻断钳

3. ECPR 实施

（1）上机前的准备工作：患者所在科室的责任组长（主责护士）或者夜班护士接到准备 ECMO 上机的医嘱后，与主管医生再次沟通、确定。至少需要 2 名护士配合，在 10 min 内完成以下所有的准备工作。如果只有 1 名护士，需要紧急启动备班。

①环境准备（完成人：护士 A）：拟行 ECMO 的患者周围空间需要达到 15 m²，尤其要清理患者右侧未使用的机器和注射泵的架子等物品。

②患者准备（完成人：护士A）：

a. 将患者置于平卧位，在其肩胛部、骶尾部、足跟部等处给予相应的敷料保护，在腹股沟区域及右侧肩部垫好一次性中单。

b. 在患者左侧肢体的外周静脉留置2个22#套管针。

c. 对同时进行心肺支持的患者，必须在其右侧上肢留置动脉测压管路。

d. 对同时进行心肺支持的患者，在其腹股沟区域备皮。

以上准备工作完成后，使用2%葡萄糖酸氯己定醇溶液（洗必泰）原液蘸湿纱布为患者全身擦浴1次。

③无菌物品、消毒物品、药品及其他物品的准备（完成人：护士B）见下表。

分类	项　目	数　量
无菌物品	ECMO器械包或者缝合包、静脉切开包、深静脉置管包	各1个
	ECMO专用洞巾	1张
	无菌手术衣	4件
	无菌手套	4双
	一次性帽子和口罩	各1包
	无菌纱布	10块

分类	项　目	数　量
无菌物品	负压吸引装置及吸引连接管	2 根
	输血器	2 个
	吸氧装置	1 套
	50 ml 无菌注射器	2 个
	20 ml 无菌注射器	3 个
	10 ml 无菌注射器	2 个
	5 ml 无菌注射器	5 个
消毒物品	100 ml 75% 酒精	1 瓶
	500 ml 0.5% 碘伏	1 瓶
	500 ml 2% 葡萄糖酸氯己定醇溶液（洗必泰）	1 瓶
药品	2% 利多卡因	2 支
	肝素	2 支
	100 ml 0.9% 生理盐水	1 袋
	500 ml 0.9% 生理盐水	1 袋
	3000 ml 0.9% 生理盐水	1 袋
其他物品	接线板（建议电源连接线是 10 m 的）	1 个
	输液加压袋	1 个
	3M 网纹易撕胶带	1 卷
	弹性柔棉宽胶带	1 卷

a. ECMO 套包（图 4-11）：包括 ECMO 体外循环管路、氧合器和离心泵头。

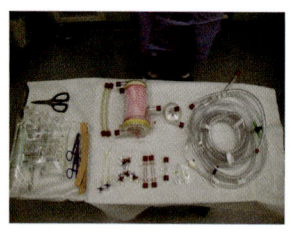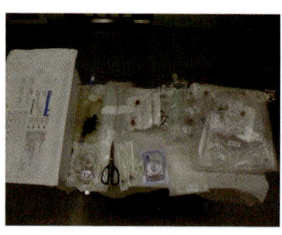

图 4-11　ECMO 套包（建议选择连接好的管路）

b. ECMO 动脉导管和静脉导管。

c. ECMO 穿刺扩皮器。

d. 专用器械包（包含穿刺不成功时切开血管所需用的器械）。

e. 单腔深静脉置管包（不确定是否需应用 ECPR 时预先动静脉置管，或用于低体重患者动脉插管远端分流的建立）。

f. 管钳 4 把。

g. 血氧饱和度监测探头 2 个。

h. ECMO 旁路灌注连接管（双公头管）：用于连接动脉管侧路与远端灌注管。

i. 6 Fr 动脉鞘管（远端灌注管）。

j. 剪刀。

k. 无菌超声探头保护套。

l. 耦合剂等。

（2）ECMO 管路使用说明：

①打开大包装，可见台上包和台下包两个小包装。

②台上包内的闭合环路等预充后方可打开无菌包装，按无菌操作原则交至台上。蓝色帽端连接泵头入口，红色帽端连接氧合器出血口。

③台下包内的气体过滤器一端连接空氧混合器（或氧气瓶），另一段连接氧合器进气口。

④一根预充管连接预充袋和泵头前的三通接口，另一根预充管一端连接排气口，另一端连接废液袋（瓶）或直接插入预充袋的另一个插孔（此种方式需预充袋有两个插孔）。

⑤台下包的 3/8 连接管蓝色端连接泵头出口，红色端连接氧合器进血口。

⑥台下包内的二通接头、三通接头、备用管供下肢远端灌注管连接或 CRRT 使用。

第二节 血管通路的建立

在持续进行 CCPR 的情况下置管是一项具有挑战性的工作，穿刺血管和置入导丝需快速、准确，ELSO 发布的第五版红宝书建议：在难以区分动、静脉时，若在导管室进行穿刺，可在透视下观察导丝的方向以区分动、静脉，也可以在置入穿刺鞘后短暂造影，这样既可以区分动、静脉，也可以选择导管口径并排除外周动脉病变。静脉导管位置可在透视下或经超声引导确认，应避免在没有导丝的情况下调整导管位置。对于穿刺置管失败的患者，应及时行血管切开置管，需要急诊外科或者血管外科支援。

1. 血管入路的模式

（1）静脉－动脉（VA）入路：应用于心脏支持，也适用于呼吸支持。

（2）静脉－静脉（VV）入路：不提供血流动力学支持，主要用于呼吸支持，因为该方式可避免损伤大动脉，并可避免发生体循环栓塞。

（3）动脉－静脉（AV）入路：仅应用于对血流量要求较低时，特别适用于清除 CO_2。

2. ECPR 导管选择

成人最常用的插管方式是以股静脉为引血端，以股动脉为回血端。不同患者可以根据具体情况选择插管的位置和相应的技术。CCPR 开始后即进行双侧股动、静脉穿刺，留置中心静脉导管及动脉测压管路。由于 CCPR 过程中动脉搏动难以触及，盲穿容易损伤血管，抗凝后易导致穿刺部位出血，止血困难，或形成血肿，甚至影响血流动力学的稳定，故一般使用 Seldinger 技术在股静脉和股动脉置入管路。血管入路插管的血流阻力与管路长度成正比，与管路半径的四次方成反比。管路的半径是决定血流阻力的最主要因素。其他因素如侧孔和尖端变细也可以影响血流阻力，并且血流阻力会随着流量增加而增加。因此，在插管前要熟悉不同导管的特点。

3. ECMO 导管分类

（1）ECMO 导管可分为静脉单腔导管、静脉双腔导管及动脉导管（图 4-12 至图 4-15）。

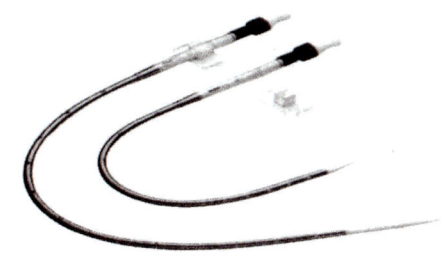

图 4-12　静脉单腔导管

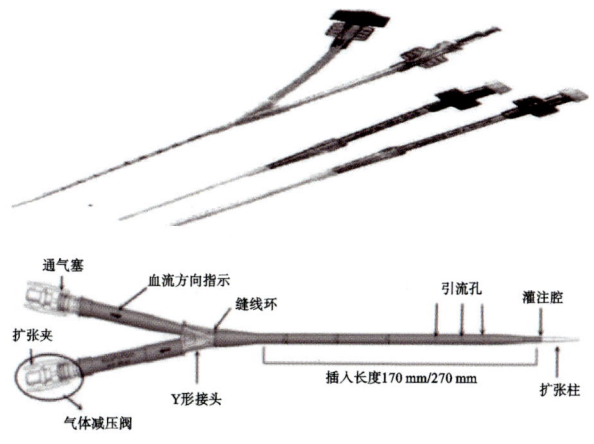

图 4-13　静脉双腔与单腔导管

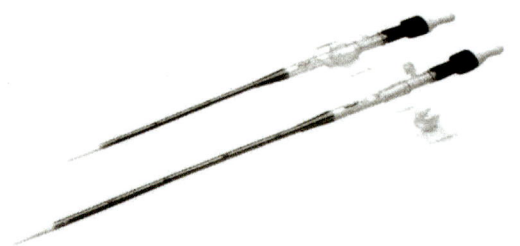

图 4-14　动脉导管

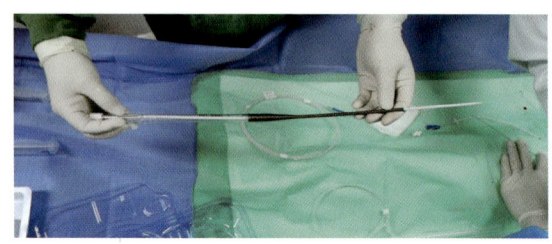

图 4-15　可变径动脉导管

（2）ECPR 导管多在股动静脉置入，因而又称股动静脉导管，长时间 ECMO 需采用有肝素涂层或含有其他抗凝材料的导管，以保证导管的抗凝作用。

①静脉单腔导管：需与动脉导管联合使用，其流量为 100 cmH_2O 时测得。

②静脉双腔导管：可单独使用，其中一腔用于引流，另一腔用于灌注，静脉双腔导管主要用于 VV-ECMO，多用于婴幼儿。

③动脉导管需与静脉导管联合使用。动脉导管作为灌注管可用于 VV-ECMO 的静脉灌注插管。

品牌	型号（Fr）	长度 /cm	静脉 M 系数	流量 /（L/min）
DLP	17	53	3.3	2.2
	21	53	3.05	3.0
	28	65	2.5	5.5
RMI	18	52	3.2	2.5
	20	52	3.0	3.0
	28	52	2.3	8.0

品牌	型号（Fr）	长度 /cm	静脉 M 系数	动脉 M 系数	流量 /（L/min）
MAQUET	12	15	4.1	4.6	0.8
	15	15	3.6	4.6	1.4
Origen	12	6	3.9	4.7	0.9
	15	8	3.5	4.3	1.6
	18	15	3.4	3.8	1.9

品牌	型号（Fr）	长度 /cm	动脉 M 系数	流量 /（L/min）
DLP	8	23	3.3	0.4
	14	23	3.0	2.2
	16	23	2.95	3.0
	17	17	2.65	5.0
RMI	21	17	3.0	3.0
	18	25	3.0	3.0
	20	15	2.8	3.8
	22	25	3.1	2.9

4. ECMO 导管型号的选择及应用

（1）导管需根据以下情况选择。

① ECMO 的方式。

②引流和灌注部位及血管。

③体重。

（2）根据拟定流量选用合适的导管，以下是简单的选择标准。

①血流量 ≤ 3 L/min：V=18 Fr，A=15 Fr。

②血流量 ≥ 3 L/min：V=21 Fr，A= 16.5 Fr。

注：V 表示静脉插管，A 表示动脉插管。

（3）选择股静脉导管（引流管）时内径应尽量大，长度要够长（可达右心房）。

（4）选择动脉导管（灌注管）时内径应小于引流管，长度可短一些。

（5）M 系数是衡量插管性能的一个指标，是对插管流量 – 压力特性的描述，M 系数越小，血流阻力越小，引流量越大。

（6）ECPR 插管的应用。

① ECMO 插管可采用直视下动静脉切开插管或经皮穿刺插管两种方法。

②经皮股动静脉穿刺插管损伤较小，穿刺时用导丝引导可提高成功率。

③在股静脉插管前可先测量穿刺点至右心房的距离，以确定插管进入静脉的深度。

④根据患者的身高判断插管深度，成人右股静脉一般需插入 35 ～ 40 cm，左股静脉插入 40 ～ 45 cm 便可到达右心房水平位置，股动脉插入深度不超过髂总动脉分支处。

⑤为防止股动脉插管侧下肢缺血，可在股动脉插管同侧向下（股动脉远端）插入一小管，小管与股动脉导管接头侧口连接，产生小分流，供应下肢血液（图 4-16）。

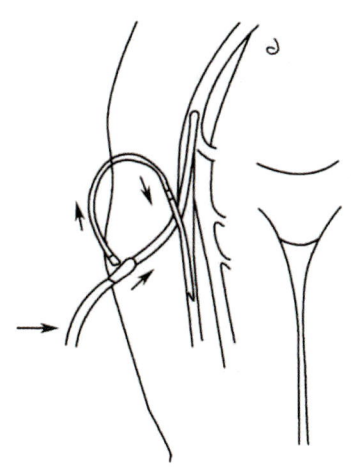

图 4-16　股动脉插管示意图（股动脉远端灌注）

⑥股动脉远端灌注的适应证如下。

a. 股动脉插管远端压力＞ 50 mmHg。

b. 患者有外周动脉闭塞性疾病。

c. 股动脉较细，而导管较粗。

5. ECPR VA-ECMO 导管的选择

ECPR VA-ECMO 导管的选择见下表。

体重 /kg	体外循环管路尺寸 /in	氧合器膜面积 /m²	动脉导管型号（Fr）	静脉导管型号（Fr）
＜ 2	1/4	0.4	8 ～ 10	8 ～ 10
2 ～ 5	1/4	0.8	8 ～ 14	10 ～ 16
5 ～ 10	1/4	1.5	12 ～ 17	16 ～ 20
10 ～ 20	1/4	2.5	17 ～ 19	17 ～ 21
20 ～ 35	3/8	3.5	17 ～ 21	21 ～ 23
35 ～ 70	3/8 ～ 1/2	4.5	19 ～ 21	23
＞ 70	1/2	4.5	21	23

第三节　动脉导管及静脉导管的维护

（1）管路安全是重中之重。应妥善固定管路，防止管路牵拉、扭曲、打折和脱出，更换体位时应多人协作，必要时适当给予镇静和保护性约束。管路应尽可能简洁，确保管路各接头处连接紧密、牢固，尽量不在管路中连接输液管路等，如需对管路进行操作，必须先停止血泵、夹闭前后端管路，再行操作。

（2）感染是 ECMO 支持治疗常见的并发症。治疗期间均应严格无菌操作，按需使用氯己定消毒导管穿刺部位并以无菌敷料覆盖，若穿刺部位有出血，应及时更换敷料，保持局部清洁、干燥，预防导管相关性感染。

（3）ECMO 管路的管理可由护士、体外循环灌注师负责，可专职管理，也可交叉管理。

（4）动脉导管上的三通接头要保证朝上，以避免对皮肤造成损伤。

（5）为防止 ECMO 导管意外脱出，在置管完成后经 X 线确认导管位置前，用双层无菌导管固定贴初步固定导管，固定贴外用 10 cm×30 cm 无菌敷贴固定。对于不能完全覆盖的部分，在膝关节上、下 10 cm 处用无菌导管固定贴固定，并在体表划线标注，以利于护士观察和测量腿围，警惕穿刺部位及双下肢血肿。

（6）双下肢管路部分可以采用环粘 3M 胶带以增加管路摩擦力，管路与患者皮肤要保持一定距离，可采用棉垫、厚纱布等进行隔开，以免出现压力性损伤，外侧管路用管钳固定在床单位上。

（7）床单位外侧的多余管路进行简单盘绕固定，置于氧合器支臂架上，不要拖地，以防止人员走动时踩踏管路。

（8）护士每次交接班时应检查管路位置，测量管路外露长度，避免管路牵拉、扭曲、打折、移位等，并给予妥善固定，严防脱管。

第四节　治疗开始程序

1. 导管的连接与启动 ECMO

（1）台上完成动、静脉插管后，打开循环管路包的外包装，无菌下将管路递给插管医生。

（2）实施 ECPR 常规为 V–A 模式，套包中有蓝色标志的管路为静脉引流管，有红色标志的管路为动脉灌注管。当使用 V–V 模式时,蓝色标志的管路作为引流管，红色标志的管路作为灌注管。

（3）台上的医生按无菌操作原则剪去循环管路中间的连接头，分别将蓝色标志管路连接静脉导管，红色标志管路连接动脉导管，注意连接导管时管路内不得有气泡。

（4）转动离心泵转速旋钮，调节至 1000 r/min 以上才可松开动脉、静脉管路的管钳，注意观察静脉引流管内血液是否开始流出，流量显示窗出现流量数值（L/min）时，ECMO 开始。

（5）理顺整个循环管路，并固定于适当位置，防止管路扭曲、打折、受压。

（6）根据流量调整空氧混合器氧浓度及气体流量。

（7）根据需要，开启变温水箱进行目标体温控制。

2. ECMO 机器开机流程（图 4-17）

（1）连接电源，打开主机后面的电源开关，再打开主机前面的电源开关。

（2）主机正面的电源开关旁有 3 个显示灯，分别是交流电、UPS 电池及充电状态的显示灯，开机时应确认交流电显示灯是亮的，同时如 UPS 电池电量不足，充电状态显示灯也是亮的。若直接用 UPS 电池开机，转流中将可能发生突然停机事件。

（3）因离心泵头未装入泵槽，操作台面右下角管钳报警键灯亮并报警，按消音键消除报警音。

（4）转速显示窗出现"＜＝＜＝"，将转速旋钮归零；显示窗出现"0"，进入工作状态。

（5）当 ECMO 套包预充进行至排气时，在离心泵头出口流量探头处涂上耦合剂，再将已预充了液体的离心泵头置于泵槽内固定好，便可启动转速旋钮，显示窗显示转速及流量，继续预充及排气。

（6）如流量显示报警，检查管路是否未松开管钳，或者转速过低致液体倒流，若是，则增加转速（转速应大于 1000 r/min）。

（7）根据所需转速或流量重新调整流量报警上限及下限值。

1. 连接电源、气源

2. 打开电源总开关

3. 打开主机开关

4. 消除报警音

5. 转速旋钮右转后归零

6. 流量探头处涂抹耦合剂

7. 固定离心泵头

8. 开机

图 4-17　开机流程

3. ECMO 监测内容

（1）灌注流量（L/min）/ 转速（r/min）。

（2）连续动、静脉血氧饱和度（SO_2）和血细胞比容（Hct）。

（3）氧浓度（%）和气体流量（L/min）。

（4）ACT。

（5）体温及水箱水温。

（6）血气、电解质、酸碱度。

（7）血常规。

（8）血压。

（9）ECG。

（10）尿量。

（11）转流时间。

（12）报警装置。

（13）氧合器排气口有无血浆渗漏。

（14）动、静脉转流管血液颜色。

4. 监测内容正常范围

（1）MAP 50 ～ 80 mmHg。

（2）$SvO_2 > 60\%$。

（3）VV-ECMO：SaO_2 80% ～ 90%，$SvO_2 \geqslant 70\%$。

（4）VA-ECMO：$SaO_2 > 90\%$。

（5）PaO_2 80 ～ 120 mmHg，$PaCO_2$ 35 ～ 45 mmHg。

（6）氧合器氧合后 $SaO_2 > 95\%$。

（7）ACT：140 ～ 160 s（有肝素涂层），160 ～ 200 s（无肝素涂层）。

（8）Hct：35%。

（9）胶体渗透压：20 ～ 24 mmHg。

5. 血气管理

（1）VA-ECMO：PaO_2 维持在 150 ～ 250 mmHg，$SaO_2 > 90\%$；SvO_2 维持在 75% 左右。

（2）VV-ECMO：由于再循环的原因，PaO_2 在 60 ～ 80 mmHg，SaO_2 维持在 80% ～ 90%；$SvO_2 \geqslant 70\%$。

（3）使用连续性混合动静脉血氧饱和度监测系统，可直接获得动脉和静脉 PaO_2、SvO_2、Hb、Hct 等参数。

（4）血气分析结果受多种因素影响，氧合器的气体管理和离心泵的流量管理是主要因素。

第五节　治疗结束程序

1. ECMO 撤机前的处理

（1）评估 ECMO 的效果、ECMO 撤机的可能性。

（2）评估行 VV-ECMO 患者的基本情况：肺功能恢复程度，胸部 X 线是否清晰，肺顺应性是否改善 [0.8 ml/（kg·cmH$_2$O）]，PaO$_2$，PaCO$_2$，气道峰压。

（3）评估行 VA-ECMO 患者的基本情况：超声心动图提示心肌收缩情况，心功能恢复程度（EF ≥ 40%），心肌酶，动脉血气、乳酸水平；血流动力学（收缩压＞90 mmHg，脉压＞40 mmHg，CVP ＜ 12 cmH$_2$O）。

2. 试撤机测试

（1）VV-ECMO：逐渐减少直至停止给予氧气，血气显示 PaO$_2$、PaCO$_2$ 在可接受范围。

（2）VA-ECMO：逐渐减小辅助循环流量，降至心排血量的 10% 或 0.5 ～ 1.0 L/min；减少强心剂的使用剂量 [多巴胺、多巴酚丁胺，＜ 10 μg/（kg·min）]，MAP、CVP、SvO$_2$ 无大变化。

（3）患者恢复通气、吸氧，准备撤机。

（4）若在试撤机过程中患者病情恶化，立即恢复ECMO 辅助循环。

3. 停止 ECMO 程序

（1）在减小流量准备撤机期间，ACT 要达到 200 s，注意防止低流量时血栓形成。

（2）清醒患者给予镇静剂，必要时给予肌松药，防止其躁动。

（3）术者打开动静脉插管部位的敷料，消毒皮肤。

（4）ECMO 观察 10 min，血流动力学稳定。术者分别钳夹动、静脉导管末端，立即开放动、静脉管路之间的短路，ECMO 继续以低流量（> 0.5 L/min）维持机内血液自身循环，防止血液凝固。

（5）如事先未在动、静脉管路之间建立短路，可先钳夹静脉回流管与灌注管，撤机，离心泵停止运转。术者可在钳夹动、静脉导管后，分别将导管与 ECMO 管路分离，并将 ECMO 动静脉管路用 10 mm × 10 mm 接头连接，开机，松开管钳，以低流量（> 0.5 L/min）继续维持机内血液自身循环，以备重新转流。否则，撤机后 ECMO 管路很快就会形成血栓。

（6）术者剪开动脉导管固定缝线，先拔动脉（灌注）导管，修复血管，缝合切口，再拔静脉（回流）导管，缝合切口。

（7）如导管是经皮穿刺，则拔管后局部压迫 1 h。

（8）撤机，离心泵停止运转，关水箱电源，关气源，撤离 ECMO。

4. ECMO 撤机后的处理

（1）在撤机的过渡时期，应恢复患者正常的通气、吸氧，注意补充血容量，用少量药物支持等，并监测 ACT、血气。

（2）撤机后如患者病情恶化，评估恢复 ECMO 的利弊，决定是否继续 ECMO。

5. ECMO 的最终结果

（1）恢复（撤机成功）。

（2）器官移植。

（3）改为其他长期辅助装置。

（4）手术。

（5）放弃进一步治疗。

第五章

ECMO 关键操作流程及参数设置图解

1. 更换氧合器流程

步骤	操作要求与注意事项	图　　示
1	人员准备：护士仪表端庄，服装整洁	
2	洗手，戴口罩	
3	用物准备： 1000 ml 生理盐水、无菌手套、预充管×2、三通接头×1、管钳×4、直通接头×2、ECMO 氧合器×1、3/8 单管×2、换药包×1	
4	打开氧合器、318 单管、三通接头包装，戴无菌手套	
5	将 318 单管与氧合器相连，318 单管间连接三通接头，形成闭环	
6	连接预充管至三通接头处，用管钳夹闭氧合器前管路	
7	将预充管连接至生理盐水，打开三通接头，打开氧合器顶端排气三通接头，连接排气管与废液袋	
8	利用重力作用排空管路内气体，预充液面上升至氧合器顶部	

步骤	操作要求与注意事项	图　示
9	管钳夹闭氧合器后管路，松开氧合器前管路管钳	
10	将管路内气体排尽，使氧合器内液体排至废液袋内	
11	用生理盐水充分预充，排空氧合器内气体	
12	用管钳夹闭三通接头处两侧管路，去除预充管和废液袋	
13	打开换药包，消毒三通接头处两侧管路	
14	使用无菌剪剪断三通接头处两侧管路，断端分别连接直通接头，推至床旁备用	
15	更换氧合器前观察患者生命体征，再次确认暂停ECMO支持时无血流动力学波动	

步骤	操作要求与注意事项	图　　示
16	打开换药包，消毒氧合器入口、出口处管路；准备两支 50 ml 充满生理盐水的注射器	
17	下调流量转速旋钮至 1000 r/min 左右，用管钳夹闭故障氧合器入口、出口段管路，由两名工作人员同时剪断入口、出口处管路	
18	去除预充好的氧合器管路接头处保护帽	
19	一人连接已夹闭的离心泵后管路至氧合器入口处管路，另一人连接已夹闭的回血端管路至氧合器出口处管路，连接过程中 2 名助手负责向接口处注入生理盐水，管路连接完毕后松开管钳，连接氧源（上述操作要求在 1 min 内完成）	

步骤	操作要求与注意事项	图　　示
20	上调转速至 1500 r/min 左右，重新建立血液循环	
21	调节转速，根据患者情况恢复原 ECMO 支持状态	

2. 更换离心泵流程

步骤	操作要求与注意事项	图　　示
1	人员准备：护士仪表端庄，服装整洁	
2	洗手，戴口罩	
3	用物准备：离心泵头×1、无菌手套、管钳×4、换药包	
4	打开离心泵头外包装，戴无菌手套	
5	更换离心泵头前观察患者生命体征，再次确认暂停 ECMO 支持时无血流动力学波动	
6	打开换药包，消毒故障离心泵头入口、出口处管路；准备两支 50 ml 充满生理盐水的注射器	

步骤	操作要求与注意事项	图　　示
7	排除连至生理盐水的预充管内空气后将其连接到离心泵前三通接头处	
8	连接氧合器出口处三通接头至废液袋，打开氧合器出口处三通接头	
9	下调流量旋钮至 1000 r/min 左右，用管钳夹闭故障离心泵头入口、出口段管路，由 2 名工作人员同时剪断入口、出口处管路	
10	去除预充好的氧合器管路接头处保护帽	
11	一人快速连接已夹闭的氧合器前管路至离心泵头出口处，另一人快速连接已夹闭的引血端管路至离心泵头入口处，连接过程中助手负责向接口处注入生理盐水，离心泵头连接完毕，松开管钳（上述操作要求在 1 min 内完成）	
12	用管钳夹闭引血端管路与离心泵前管路三通接头之间	

步骤	操作要求与注意事项	图 示
13	利用重力作用排空离心泵头内气体，将离心泵头安装至驱动单元中	
14	上调转速至 1000 r/min 左右，排出氧合器内气体至废液袋	
15	再次确认氧合器及离心泵内无气体后关闭氧合器三通接头、泵前三通接头，打开引血端管钳	
16	上调转速至 1500 r/min 左右，重新建立血液循环	
17	调节转速，根据患者情况恢复原ECMO支持状态	

3. 更换接头流程

步骤	操作要求与注意事项	图 示
1	人员准备：护士仪表端庄，服装整洁	
2	洗手，戴口罩	

ECPR 操作技能图解教程

步骤	操作要求与注意事项	图　示
3	用物准备： 无菌手套、血氧饱和度接头 ×1、管钳 ×2、换药包 ×1	
4	打开血氧饱和度接头外包装，戴无菌手套	
5	更换离心泵头前观察患者生命体征，再次确认暂停 ECMO 支持时无血流动力学波动	
6	打开换药包，消毒管路接头两侧近端管路；准备 1 支 50 ml 充满生理盐水的注射器	
7	下调转速旋钮至 1000 r/min 左右，用管钳夹闭血氧饱和度接头两侧管路，由 2 名工作人员同时剪断两侧管路	
8	去除预充好的血氧饱和度接头处保护帽	

步骤	操作要求与注意事项	图 示
9	快速将血氧饱和度接头接入管路中，连接过程中助手负责向接口处注入生理盐水，血氧饱和度接头连接完毕，松开管钳（上述操作要求在 1 min 内完成）	
10	若血氧饱和度接头处仍存有残留气体，可将残留气体由氧合器排出	
11	再次确认氧合器及离心泵内无气体后，松开管钳	
12	上调转速至 1500 r/min 左右，重新建立血液循环	
13	根据患者情况恢复原 ECMO 支持状态	

4. LANDING 机使用流程

步骤	操作要求与注意事项	图 示
1	人员准备：护士仪表端庄，服装整洁	
2	洗手，戴口罩	

步骤	操作要求与注意事项	图　　示
3	用物准备： LANDING 机器 ×1，压力传感器 ×2、无菌手套、血氧饱和度探头 ×2、体表测温探头 ×1、测温探针 ×1、血氧饱和度接头 ×2、3/8 流量探测夹 ×1	
4	将 LANDING 支架连接在 ECMO 移动车支架上，旋转旋钮，锁定到位；连接 LANDING 监控器电源	
5	连接压力传感器到连接电缆、将电缆插入 LANDING 监控器上的相应压力接头中（P-IN（氧合器入口压力）、P-OUT（氧合器出口压力）、MAP(平均动脉压)），将可重复使用的压力传感器连接到连接线	
6	将动、静脉传感器探头连接到监控器上的接头中，探头位于监控器侧面的专用支架上	

步骤	操作要求与注意事项	图 示
7	连接流量传感线到 LANDING 监控器上的接口中	
8	连接呼气末 CO_2 监测套件到 LANDING 监控器上，将呼气末 CO_2 监测套件 USB 连接线连接到监控器相应的 USB 端口，将呼气末 CO_2 探测设备连接线分别连接到 LANDING 监控器、呼气末 CO_2 监测套件通讯组件上，连接传感器电源，将呼气末 CO_2 传感器连接到氧合器气体出口处进行实时监测	
9	开机自检（确保 LANDING 探头连接在操作面板两侧，并完成自检，自检完成后确保动、静脉探头正确连接到 ECMO 管路上专用的血氧饱和度接头）	

步骤	操作要求与注意事项	图　示
10	ECMO 管路提前连接专用的血氧饱和度接头，分别位于离心泵前、氧合器后，在氧合器入口、出口处预留三通接头	
11	自检通过后，进入工作模式页面，选择 ECMO 监测模式	
12	设置时间及患者身高、体重、病案号等相关参数信息	
13	连接血氧饱和度探头到离心泵前、氧合器后段接头处，连接压力传感器到氧合器入口、出口处三通接头处；连接流量探测夹到氧合器后段管路上，确保传感器上没有灰尘或脏污；连接体表测温探头到患者腋下或腹股沟内；将测温探针安装于氧合器血液温度探测口处（呼气末 CO_2 监测、压力监测等相关数据的监测根据各中心、医疗机构条件选择性连接）	

续表

步骤	操作要求与注意事项	图　示
14	结合临床相关数据（血常规、凝血、血气等化验指标），手动校准 Hb、SvO_2、SaO_2、T-Art、T-Ven 等参数	
15	输入患者的体重和身高，选择需要的公式来计算 BSA	
16	LANDING 相关数据：Qb（血流量）、SvO_2、SaO_2、人工肺氧消耗量、GF、T-Art、T-Ven、二氧化碳总量、人工肺二氧化碳消耗量、自体肺二氧化碳消耗量、P-IN（压力-进）、P-OUT（压力-出）、ΔP（压力下降）、P-Drain（负压）、二氧化碳移除率，相关参数范围见附表	
17	开始实时监测	

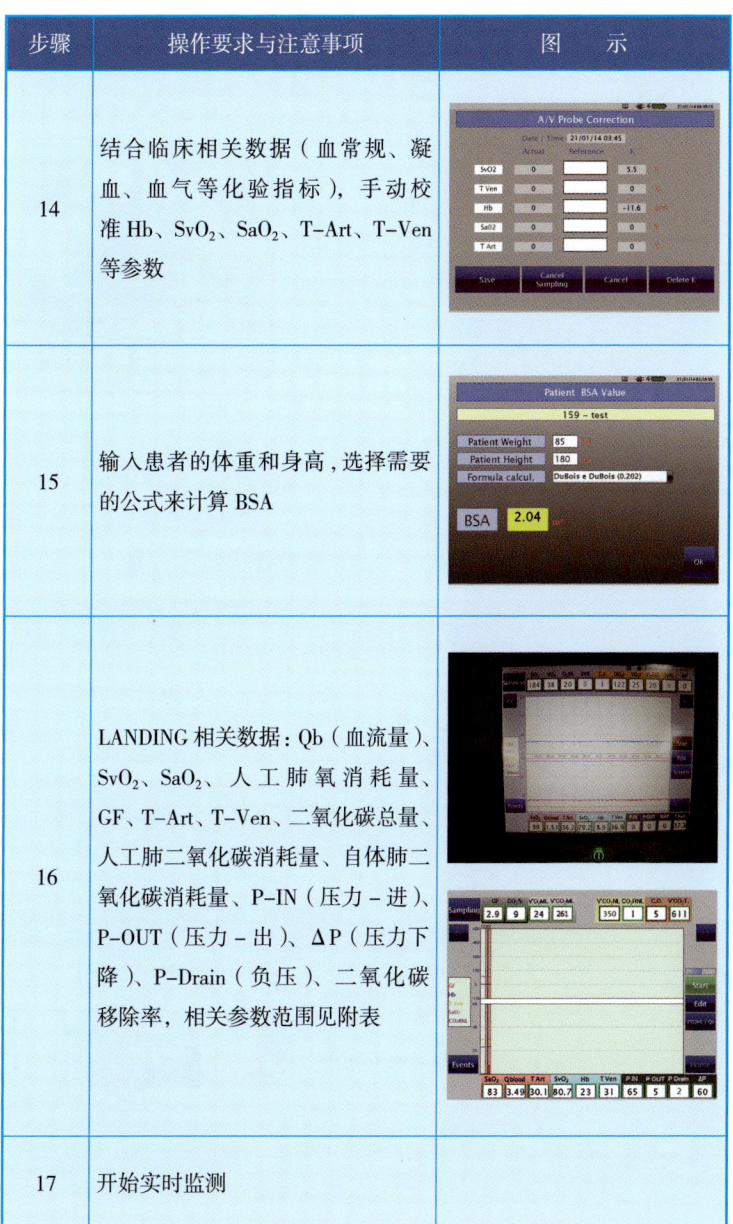

步骤	操作要求与注意事项	图 示
18	特殊说明：将 LANDING 以外的设备连接到监控器可能会对患者、操作人员造成无法识别的风险。在整个监测过程中患者可能会出现病情变化，对于此类风险需要进行额外分析。对这些风险的识别、分析、评估和控制，请结合各中心和医疗机构实际情况执行	

附表　LANDING ECMO 预设警报范围分类

序号	参 数 描 述	警报级别	范　　围
1	Qb（血流量）	高（红色）	0.5 ～ 7 L/min
2	SvO_2（静脉血氧饱和度）	高（红色）	60% ～ 90%
3	SaO_2（动脉血氧饱和度）	高（红色）	90% ～ 101%
4	人工肺氧消耗量	高（红色）	50 ～ 200 ml/min
5	GF(气体流量)	高（红色）	0.5 ～ 10 L/min
6	T-Art(动脉血温)	中（黄色）	4 ～ 42 ℃
7	T-Ven(静脉血温)	中（黄色）	4 ～ 42 ℃
8	二氧化碳总量	中（黄色）	50 ～ 250 ml/min
9	人工肺二氧化碳消耗量	低（浅蓝）	50 ～ 250 ml/min

序号	参数描述	警报级别	范　围
10	自体肺二氧化碳消耗量	低（浅蓝）	20%～60%
11	P-IN(压力 - 进)	低（浅蓝）	0～800 mmHg
12	P-OUT(压力 - 出)	低（浅蓝）	0～800 mmHg
13	ΔP(压力下降)	低（浅蓝）	0～800 mmHg
14	P-Drain(负压)	低（浅蓝）	−80～+25 mmHg
15	二氧化碳移除率	低（浅蓝）	1%～5%

5. ECMO 管路预冲流程

步骤	操作要求与注意事项	图　示
1	人员准备：护士仪表端庄，服装整洁，洗手，戴口罩。 用物准备： ECMO 机器 1 台、管钳 4 把、ECMO 管路套包、灭菌注射用水、1000 ml 生理盐水、500 ml 生理盐水、血氧饱和度接头、单管、压力袋、废液袋、离心泵头、肝素帽、连接管、无菌剪、压力传感器、氧合器	
2	打开 ECMO 套包，戴无菌手套	

步骤	操作要求与注意事项	图　示
3	ECMO 管路组装： 连接单管及离心泵头，剪断管路组装泵前血氧饱和度接头和三通接头	
4	连接单管及氧合器，剪断管路组装氧合器后血氧饱和度接头，连接离心泵头与氧合器	
5	连接管路三通接头及连接管	
6	ECMO 连接： 连接 ECMO 机器及水箱电源，再用3M 胶带固定电源，开机自检	
7	安装氧合器及离心泵，调整离心泵头与氧合器间距离，调节手摇泵距离，关闭管路三通接头	
8	将废液袋挂于输液架上，连接排气管	

步骤	操作要求与注意事项	图　　示
9	用管钳夹闭两根输液管路三通接头中间的桥段，夹闭输液管后连接生理盐水（注意管钳夹闭输液管前端）	
10	检查管路，准备预冲	
11	松开输液管管钳，利用重力作用排空离心泵头气体（出口管朝上）	
12	离心泵头排净空气后用管钳夹闭输液管及离心泵后管路，安装到离心泵驱动单元中	
13	上调流量旋钮至 1000 r/min 左右，再按 0 位调整按钮，流量归零。上调流量旋钮至 1500 r/min，松开输液管、离心泵后管路管钳	
14	按顺序排空连接管、氧合器及管路内气体，排空桥段内的气体	

步骤	操作要求与注意事项	图　示
15	松开桥段管钳，关闭桥段的两个三通接头，使其形成自循环，充分运转后确保管路无气体	
16	断开输液管及排气管，连接肝素帽，用 3M 胶带固定三通接头处	
17	向水箱注水到刻度线，连接水箱，打开电源，调节温度至 36 ℃	
18	连接氧源及气源，连接氧合器氧气管，安装流量探测夹，安装气泡探测夹，安装电子脉冲式阻断钳，连接氧合器后压力监测装置	
19	脱手套，整理用物，洗手，将 ECMO 机器推至床旁备用	

6. 混合动静脉血氧饱和度监测仪使用流程

步骤	操作要求与注意事项	图　示
1	人员准备：护士仪表端庄，服装整洁	
2	洗手，戴口罩	
3	用物准备： 无菌手套、血氧饱和度接头×2、血氧饱和度监测仪×1	
4	连接血氧饱和度监测仪电源，并用 3M 胶带固定	
5	使血氧饱和度接头在监控仪两侧卡槽内	
6	按下红色开机按键，进行开机自检	
7	自检通过后，长按 Calibrate 键3 s，进行数据校准调零	

步骤	操作要求与注意事项	图　示
8	等待监测仪 SvO_2、SaO_2、Hct 下方显示为"– –"	
9	ECMO 管路提前在引血端、回血端预留专用的血氧饱和度接头	
10	连接动脉血氧饱和度接头到氧合器后专用接头上，连接静脉血氧饱和度接头到离心泵前专用接头上	
11	监测仪显示数字且稳定后，可纳入临床数据参考	

7. 空氧混合器使用流程

步骤	操作要求与注意事项	图　　示
1	人员准备：护士仪表端庄，服装整洁	
2	洗手，戴口罩	
3	用物准备： ECMO 机器、空氧混合器、氧气供应软管	
4	连接空氧混合器氧气、空气接头至设备带	
5	连接氧气供应软管至空氧混合器的出口	
6	将空氧混合器的氧气供应软管连接到氧合器氧气输入口上	
7	特殊说明：当空氧混合器连接上第一种气体时，会激活警报，当第二种气体供应也连接上时，警报会复位	

ECPR 操作技能图解教程

步骤	操作要求与注意事项	图　示
8	调节校准控制旋钮，在 0.21 ～ 1.0 范围选择需要的氧气浓度（FiO_2）	
9	逆时针旋转流量表上的旋钮到需要的流量值，开始气体流动	
10	设置的混合气体输送到空氧混合器后，可利用氧气分析仪分析并监测输送的氧气浓度，并在分析仪上设置合适的警报上限和下限（根据各中心、医疗机构条件选择氧气分析仪对输送的氧气浓度进行分析和评估）	
11	定期观察氧合器气体出口水汽的聚集情况并清理水汽	

8. 气泡探测夹、电子脉冲式阻断钳连接使用图解

步骤	操作要求与注意事项	图　示
1	人员准备：护士仪表端庄，着装整洁	
2	将气泡探测夹、电子脉冲式阻断钳连接至主板，自检校准	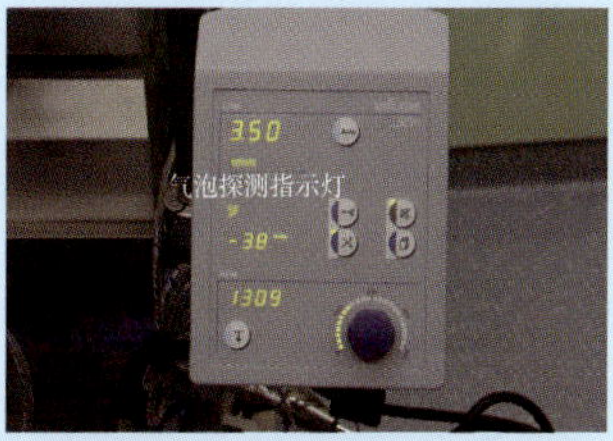
3	将氧合器后管路安装在电子脉冲式阻断钳内，扣紧卡扣	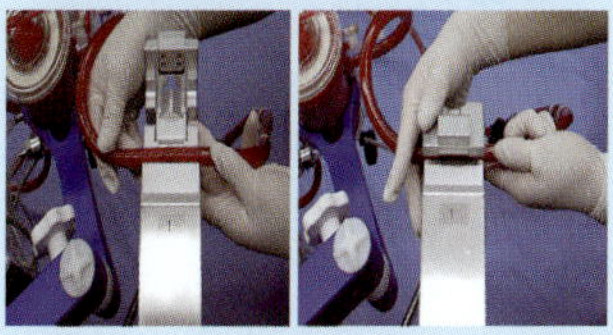
4	将离心泵后氧合器前管路安装在气泡探测夹内，扣紧卡扣（正常运行状态下绿色指示灯常亮，检测到气泡时红色指示灯亮起）	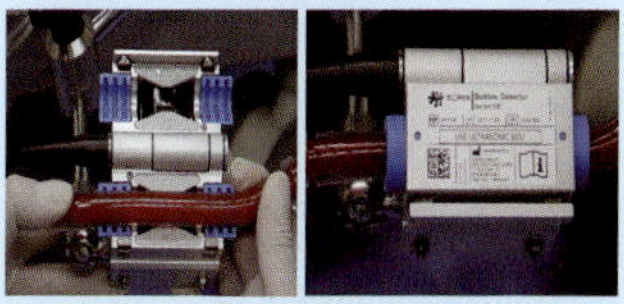
5	连接完成示意图如右图	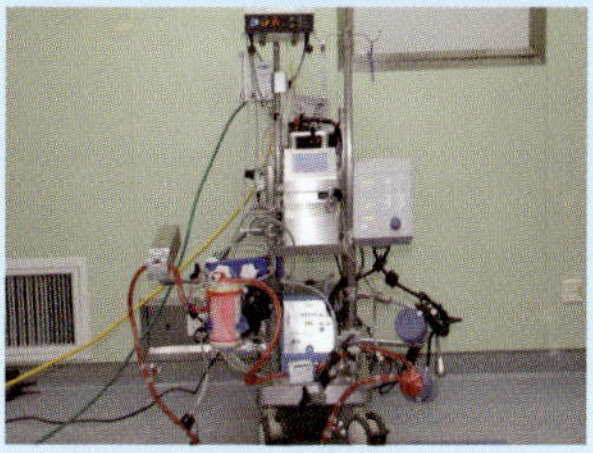

9. ECMO 系统采集血标本流程

步骤	操作要求与注意事项	图　　示
1	人员准备：护士仪表端庄，着装整洁	
2	用物准备：20 ml 螺口注射器、血气针，5 ml 注射器、酒精棉片	
3	氧合器前血标本采集：酒精棉片充分消毒离心泵后管路三通接头处（时间大于 15 s），用 5 ml 注射器抽血 2～3 ml 并弃去（离心泵后管路为正压，注意紧密连接注射器与三通接头）。用血气针采集氧合器前血液 1 ml，用 20 ml 螺口注射器脉冲式封管，关闭三通接头	
4	氧合器后血标本采集：酒精棉片充分消毒氧合器后管路三通接头处（时间大于 15 s），用 5 ml 注射器抽血 2～3 ml 并弃去（氧合器后管路为正压，注意紧密连接注射器与三通）。用血气针采集氧合器前血液 1 ml，用 20 ml 螺口注射器脉冲式封管，关闭三通接头	

10. 血凝仪使用流程

步骤	操作要求与注意事项	图 示
1	人员准备：护士仪表端庄，服装整洁	
2	洗手，戴口罩	
3	用物准备： 血凝仪×1、血凝仪试剂、试剂片、2 ml注射器	
4	取出在室温下放置30 min后的试剂片	
5	连接电源，插入试剂片，血凝仪自动启动	
6	当所有自检和预热完成后，血凝仪进入加样等待状态，会发出一声蜂鸣声，并交替显示"Add Sample（加样）"和"Press Start（按开始）"	
7	出现倒计时5 min时，用2 ml注射器采血样本0.2 ml（动静脉血均可，如采动脉血，不可用血气针，以免影响结果）。如超出时间未加入血标本，则仪器会显示"Timeout（超时）"，试剂作废，需重新更换试剂片	
8	用2 ml注射器将针尖扎在血样池中心点，缓慢注入约150 μl血液样本，避免注入气泡，以血液液面略凸出于样本盘但不溢出为最佳	

步骤	操作要求与注意事项	图　示
9	血凝仪显示以下内容需重新检测： Sample Too Small（样本太小） Sample Too Large（样本太大） Sample Not Seen（样本不可见）	
10	按"Start（开始）"键，仪器发出"滴"的一声，检测开始	
11	显示结果后取出试剂片，按医疗垃圾处理	
12	完成所有步骤后，长按"Start（开始）"键 3 s 关机	
13	注意事项： （1）在规定时间内将血样注入血样池内； （2）如果不需要检测，拔掉电源，以免损坏电池； （3）检测期间不可拔除试剂片，以免损坏机器； （4）如血气和 ACT 同时检测，必须先检测 ACT；如 ACT、活化部分凝血活酶时间（APTT）、血气同时检测，应先检测 ACT，再检测 APTT，最后重新取样本检测血气，以免影响结果（此方法用于有动脉留置针可以快速取样的患者）； （5）检测不同的样本时需插入不同的试剂片（如 ACT-LR、ACT-HR、APTT），检测方法同上； （6）未使用的试剂放在冰箱保存，温度 2～8 ℃，有效期 1 年； （7）常温保存有效期最长 12 周，但不得超出标注的有效期	

步骤	操作要求与注意事项	图　示
14	目标值： ACT 正常值 80 ～ 120 s，APTT 正常值 25.1 ～ 36.5 s； 单独使用 IABP 时，ACT 为 150 ～ 180 s，APTT 为 50 ～ 70 s； 单独使用 ECMO 时，ACT 为 180 ～ 210 s，APTT 为 50 ～ 70 s（以 APTT 为主要参考），当有活动性出血时应降低目标值，ACT 应维持在 150 ～ 170 s，当辅助流量减低，凝血风险较高时，ACT 维持在 200 ～ 210 s； IABP 联合 ECMO 时，以 ECMO 抗凝标准为主； CRRT 联合 IABP 或 ECMO 治疗时，主要参考 IABP 或 ECMO 抗凝标准	

11. 手持血气分析仪使用流程

步骤	操作要求与注意事项	图　示
1	人员准备：护士仪表端庄，服装整洁	
2	洗手，戴口罩	
3	用物准备： 手持血气分析仪 ×1，试剂片 ×1	

步骤	操作要求与注意事项	图　示
4	按下开机键，打开手持血气分析仪（开机后若感觉屏幕暗，可长按"0"键使屏幕变亮）	
5	按"2"选择"i-STAT 1 Cartridge"	②
6	输入操作者 ID（若无，可直接按"ENT"键跳过）	
7	输入患者 ID（输入完成后按"ENT"键）	
8	长按"SCAN"键扫描试剂片外包装上的条形码（单张测试卡从冰箱中拿出后需复温 5 min 才可使用，整盒试剂片复温则需 1 h，建议日常室温存放几张试剂片备用）	
9	用注射器从采血管中取出一些样品或直接抽取患者新鲜血液，弃去尖端 2 滴血（不要将血液中的气泡注入试剂片中）	
10	撕开试剂片外包装，不要挤压试剂片中间或接触前端电极位置；注入混匀后的血液样品，轻缓加样到卡片蓝色指示箭头处即可，加样过多或过少都有可能导致试剂片报废	

步骤	操作要求与注意事项	图　　示
11	轻推试剂片加样口盖子的边缘，盖上加样口	
12	将试剂片插入手持血气分析仪的底端插口，测试时，手持血气分析仪应保持水平，2 min 后得到结果	
13	测试过程中按"Page"可进入备注设置，可以输入患者实时体温（PtTemp）及吸氧量等信息，输入实时体温后分析仪自动计算患者当前体温下的血气结果，不输入则分析仪默认患者体温为 37 ℃	
14	检测结果出现后，把分析仪的红外探针对准热敏打印机的红外装置，并按下"Print"键后，结果自动打印，分析仪日常放在底座中充电即可（打印结束后按"1"，显示卡片退出提示图案后方可拔出试剂片，直接拔出可能会导致仪器探针损坏）	按1，显示拔出试剂片
15	如果需要查看上一次的检测结果，按"MENU"键，然后按"1"键即可	

步骤	操作要求与注意事项	图　　示
16	注意事项： （1）务必保持分析仪处于水平位，显示屏朝上。 （2）扣测试盖时注意切勿直接按压样品孔上方而导致挤压样品液。 （3）免疫测试过程如使用不良规格电池可能导致测试中断，请务必使用原装充电电池或将仪器放置在充电底座上运行，否则可能出现 code 49 等卡片芯片接触报警。 （4）测试过程中切勿移动或触碰分析仪，否则可能出现 code 49 等卡片芯片接触报警。 （5）条码应放置于距离分析仪扫描窗口 3～9 in（1 in=2.54 cm）处。 （6）按住扫描键激活扫描仪。 （7）调整红色激光使其覆盖整个条码。 （8）分析仪成功读取条码后会发出鸣响。 （9）将复温好的试剂片包装轻轻撕开，注意不要掉落导致试剂片损坏。 （10）手持测试卡时应握住试剂片两侧边缘，切勿挤压中心定标液区域或接触金属芯片。 （11）将采集好的标本正确注入试剂片注样孔内，填充至标记位并扣上测试盖。 （12）将封口试剂片水平缓慢推入分析仪接口直至卡入到位，等待测试完成	

第六章

床旁超声在 ECPR 中的应用

床旁超声在危重症患者救治中的应用日益广泛（图 6-1），超声被誉为医护的"第三只眼""看得见的听诊器"。ECPR 作为 ECMO 治疗领域金字塔的塔尖，对床旁超声的需求更高。患者的选择、精准快速的 ECPR 实施、最

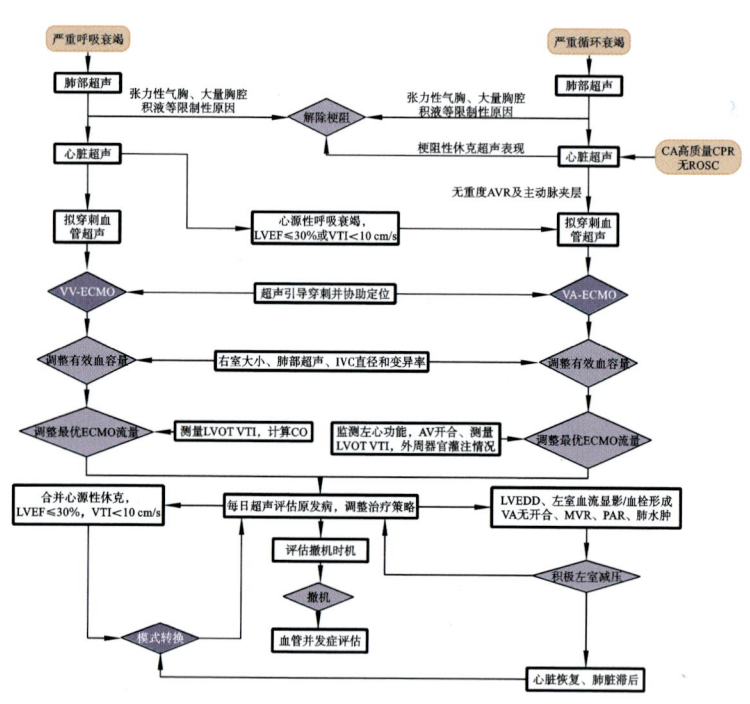

图 6-1　床旁超声在危重症救治环节中的应用总览图

注：CA：心搏骤停；CPR：心肺复苏；ROSC：自主循环恢复；AVR：主动脉反流；LVEF：左室射血分数；VTI：左室流出道速度时间积分；VV-ECMO：静脉 – 静脉体外膜肺氧合；VA-ECMO：静脉 – 动脉体外膜肺氧合；IVC 直径：下腔静脉；CO：心排血量；AV：主动脉瓣；LVEDD：左心室舒张末期内径；VA：椎动脉；MVR：二尖瓣置换；PAR：腹部平片。

优化的转中管理、最佳撤机时机的把握及撤机后患者管理均少不了床旁超声的应用。床旁超声技术用于 ECMO 上机前评估可辅助确定发生心搏骤停的原因，评估入路血管，ECMO 上机过程中在超声引导下穿刺可保证快速准确置管，并可确定置管位置；在 ECMO 运转过程中，床旁超声技术可评估心脏功能、指导调整辅助流量、评估重要器官的灌注水平、评估容量状态及分布、早期识别左心扩张以采取有效左心减压措施、帮助评估撤机时机；撤机后床旁超声技术可辅助评估容量状态，指导血管活性药物的应用，早期识别血栓及其并发症。因此，ECPR 团队中应至少有一人熟练掌握床旁超声操作，床旁超声操作应成为每名成员的必备技能。

一、床旁超声在 ECPR 前的应用

1. 猝死原因的识别

临床上，多种病因均可导致心搏骤停，如急性心肌梗死、大面积肺栓塞、A 型主动脉夹层、心脏压塞、急性失血和严重缺氧（如致死性哮喘、溺水、气道阻塞）等，以及严重的电解质紊乱、卒中。心搏骤停的原因不同，预后也会不同，在复苏早期应用床旁超声技术可辅助识别部分心搏骤停原因，有利于采取针对性复苏策略，确定是否适宜实施 ECPR。

（1）扫查位置：在CCPR过程中需持续进行胸外心脏按压或应用机械按压装置，部分心脏扫查窗口因被遮挡而不能应用，剑突下及心尖（部分机械按压装置也会遮挡）为常用扫查窗口（图6-2），必要时可暂停机械按压改为人工按压以获得扫查窗口。

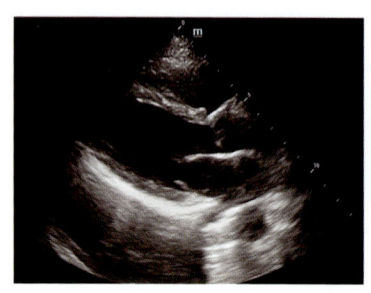

（a）胸骨旁长轴　　　　　　　　（b）大动脉短轴

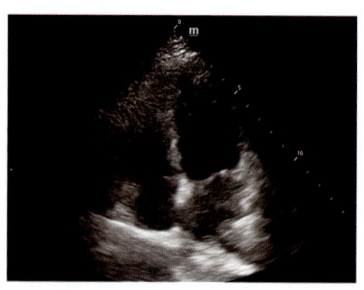

（c）心尖四腔心

图6-2　按压过程中扫查标准图像

（2）扫查关注内容。

①是否存在心包积液：存在心包积液提示心搏骤停原因可能为心脏压塞，可由心脏破裂、瓦氏窦瘤破裂、

A 型主动脉夹层、心包内血管破裂等引起，考虑心脏压塞因素引起的心搏骤停应首先考虑超声引导下心包穿刺引流，而非 ECPR，若心包穿刺后仍不能恢复有效自主循环，再考虑患者是否适合 ECPR（图 6-3）。

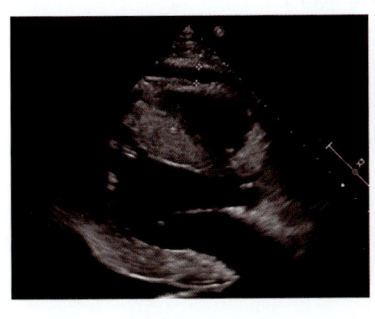 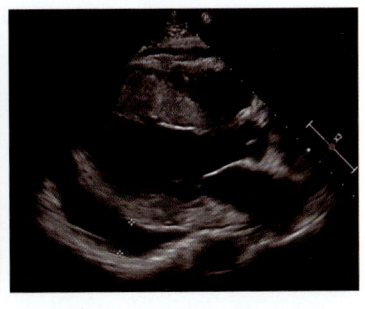

（a）胸骨旁长轴切面一　　　　　（b）胸骨旁长轴切面二

图 6-3　心包积液图像

　②心腔的大小、比例及室壁厚度：明显的心腔扩张或室壁增厚提示猝死原因可能为扩张型心肌病（图 6-4）或肥厚型心肌病（图 6-5），如后续无心脏移植计划，不推荐进行 ECPR 治疗；明显的心腔缩小（图 6-6）提示猝死原因很可能为急性失血，如不能有效补足血容量，尽管实施 ECPR 也不能有效维持 ECMO 辅助流量；明显的左、右心比例失调，即右心明显增大（图 6-7）而左心空虚提示心搏骤停原因为肺栓塞，如已实施较长时间 CCPR，不推荐 ECPR。

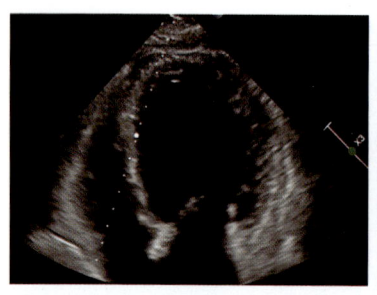

图 6-4　扩张型心肌病

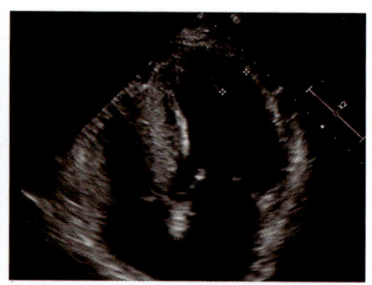

图 6-5　肥厚型心肌病

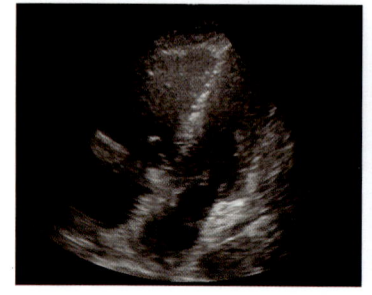

图 6-6　心腔缩小

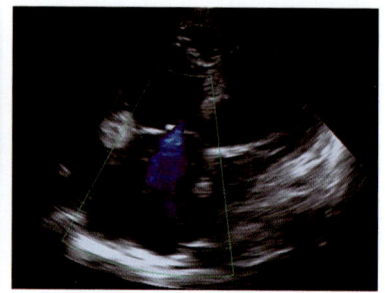

图 6-7　右心增大伴反流

③胸腔扫查：大量胸腔积液（图 6-8）如合并心腔缩小提示猝死原因可能为胸腔内出血，张力性气胸可引起心搏骤停，超声扫查可快速明确是否存在气胸。

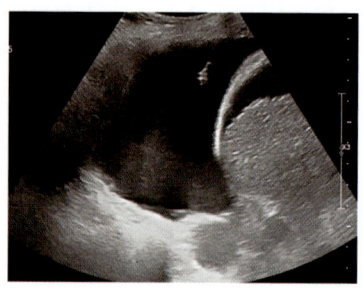

图 6-8　大量胸腔积液

2. 入路血管的评估

股动静脉为 ECPR 过程中常用置管通路，超声扫查可清楚显示股动静脉直径、斑块及钙化、动静脉位置关系及股深、浅动脉分叉位置，根据扫查结果选择条件相对好的血管进行置管（图 6-9）。

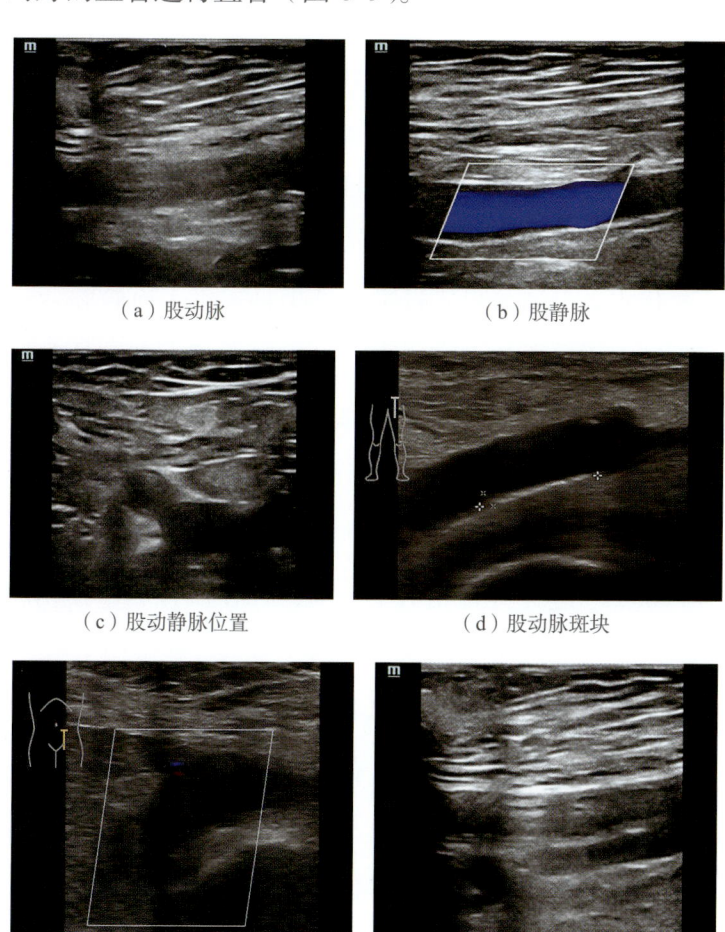

（a）股动脉　　　　　　　　（b）股静脉

（c）股动静脉位置　　　　　　（d）股动脉斑块

（e）股静脉血栓　　　　　　　（f）股动静脉重叠

图 6-9　股动静脉常见图像

二、床旁超声在 ECPR 过程中的应用

1. 超声引导下穿刺

同切开法相比，穿刺法具有快速、出血风险小的优点，ECPR 实施过程中因患者股动脉不能触及，盲穿易出现穿刺不成功、血管损伤、不能确定动静脉等情况。应用超声引导下穿刺可快速而准确地完成穿刺，确保 ECPR 快速实施。

超声引导下不同穿刺方法的优缺点对比如下。

（1）平面内法。

优点：可清楚显示针道及针尖是否进入血管腔。

缺点：对操作者要求高，需经过一定训练方能熟练掌握。对部分过于肥胖患者难以实施此法。

（2）平面外法。

优点：学习时间相对短。

缺点：进针位置相对不精确，存在血管后壁损伤风险。

（3）平面外实时追踪法。

优点：较平面外法进针位置相对精确，可避免血管后壁损伤。

缺点：学习时间长，掌握困难。

2. 确定插管位置（主要是静脉引流管位置）

正确的引流管头端位置是保证 ECMO 流量的关键，并可以减轻差异性氧供，有益于心脑供氧，同床旁 X 线相比，床旁超声具备更便捷、更快速的优点，应用超声可清楚显示插管头端位置（图 6-10）。

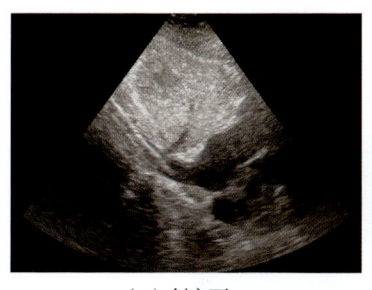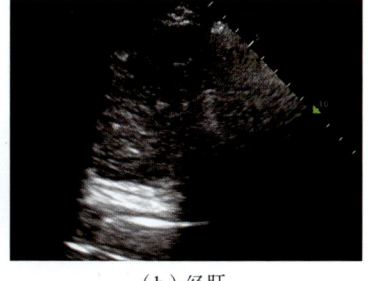

（a）剑突下　　　　　　（b）经肝

图 6-10　确定插管位置

三、床旁超声在 ECPR 转机过程中的应用

1. 心功能评估

在引起心搏骤停的诸多因素中，心源性因素占绝大多数，其中以急性心肌梗死最为常见，了解心功能及其变化有助于 ECMO 辅助策略的制定与调整，因此每天至少进行一次心脏超声扫查是必要的，若治疗有调整或患者病情变化，应随时扫查。

（1）常用的扫查切面。

①胸骨旁长轴切面（图 6-11）。

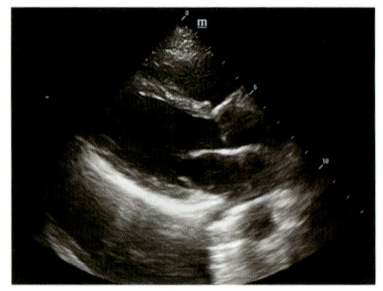

图 6-11　胸骨旁长轴切面

②大动脉短轴切面（图 6-12）。

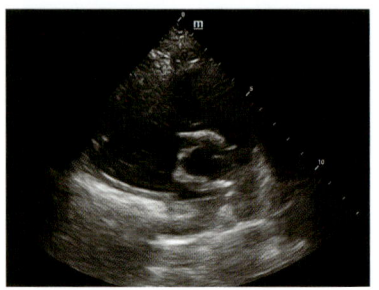

图 6-12　大动脉短轴切面

③心尖四腔心切面（图 6-13）。

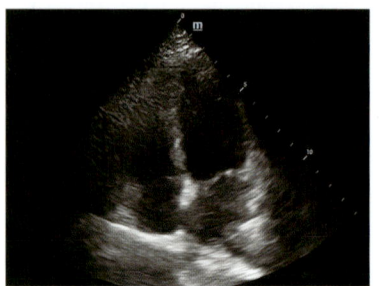

图 6-13　心尖四腔心切面

④心尖五腔心切面（图 6-14）。

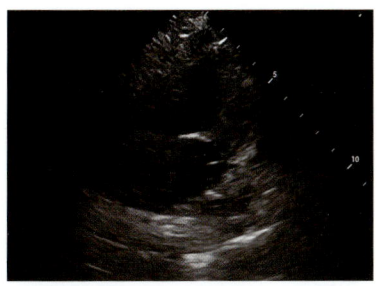

图 6-14　心尖五腔心切面

⑤主动脉瓣血流速度测量（图 6-15）。

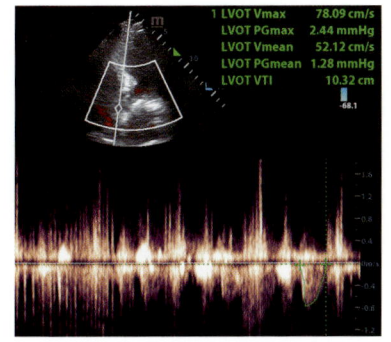

图 6-15　主动脉瓣血流速度测量

⑥肺动脉压力测量（图 6-16）。

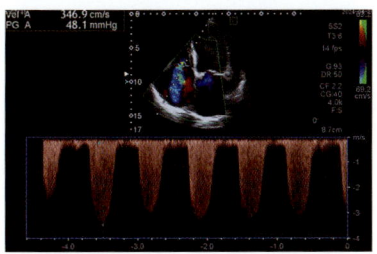

图 6-16　肺动脉压力测量

（2）观察内容：心腔充盈情况、房室的大小及比例（图 6-17）；室壁运动情况（图 6-18）；瓣膜开放及反流情况（图 6-19）。

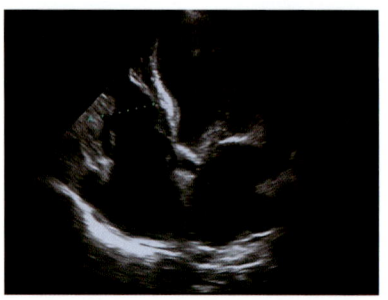

图 6-17 心腔充盈情况、房室的大小及比例

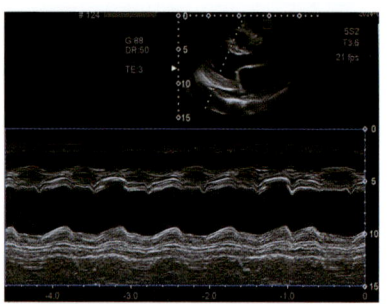

图 6-18 室壁运动情况

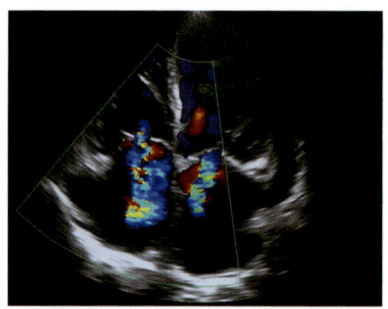

图 6-19 瓣膜开放及反流情况

2.心肌灌注评估

应用超声造影技术可清楚地显示心肌的灌注水平，

有助于判断患者预后（图 6-20）。

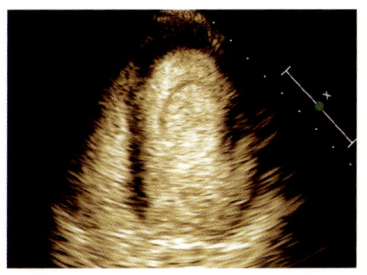

图 6-20　心肌超声造影

3. 左心扩张评估

VA-ECMO 为逆向灌注，转流过程中会出现左心后负荷增加。在残存心功能差，高流量辅助时易出现左心扩张（图 6-21），左心扩张会导致心肌灌注水平下降、肺水肿、心脑缺氧加重、继发心室血栓形成。因此，早期识别并纠正左心扩张是治疗成功的关键，一般左心扩张于 ECMO 转流数小时达到高峰，应用床旁超声检查可于患者出现临床表现及继发损害前识别。

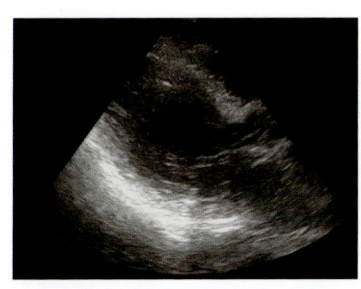

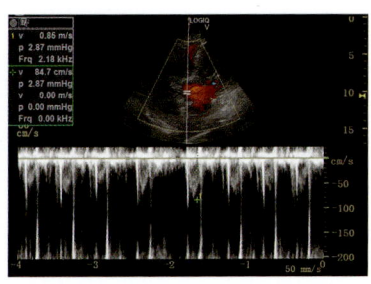

（a）胸骨旁长轴切面　　　　　　（b）胸骨旁长轴切面频谱

图 6-21　左心扩张

4. 容量评估

容量管理是 ECMO 转流过程中的重要环节，容量过低易导致 ECMO 流量维持困难，而容量过高易导致心脏前负荷增加，肺水肿加重。应用 ECMO 时，传统容量评估手段如脉搏指示连续心排血量（PICCO）监测、Swan-Ganz 漂浮导管检查、中心静脉压（CVP）测定丧失意义，超声检查可通过对心腔充盈情况、上下腔静脉变异率等进行测量来评估容量状态（图 6-22）。

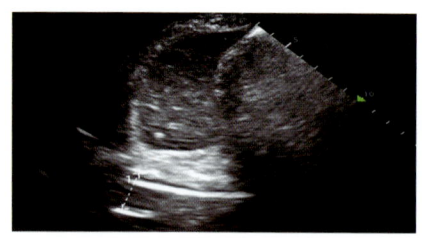 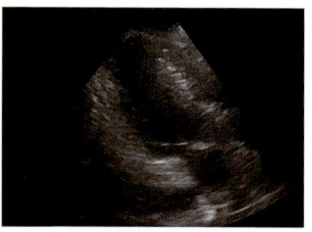

（a）下腔静脉变异率　　　　　　（b）心腔充盈情况

图 6-22　容量评估

5. 肺水肿评估

VA-ECMO 转流过程中左心后负荷增加，易出现肺水肿（图 6-23），进而加重自身心脏供血范围缺氧，床旁超声检查可用于肺水肿评估，与胸部 X 线和 CT 检查相比，超声检查具有及时、可重复的优点。

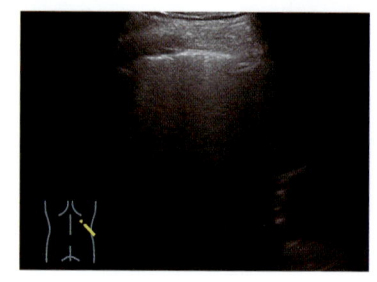

图 6-23　肺水肿

6. 脑灌注评估

应用床旁超声检查于颈动脉扫查可定量测量颈动脉系统血流量，间接反映脑灌注水平（图 6-24）。需注意足够的血流量并不代表脑部充足的氧供。

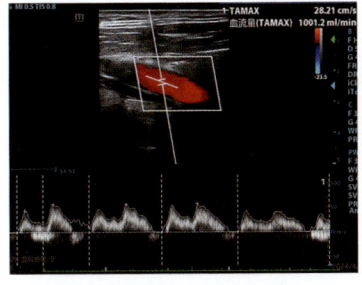 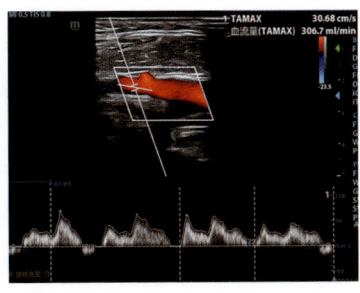

（a）颈总动脉血流量　　　　　　（b）颈内动脉血流量

图 6-24　脑灌注评估

7. 血管并发症评估

股动静脉置管可导致远端肢体缺血及血栓形成，超声扫查可于肢体缺血及静脉血栓出现临床表现前发现异常（图 6-25）。

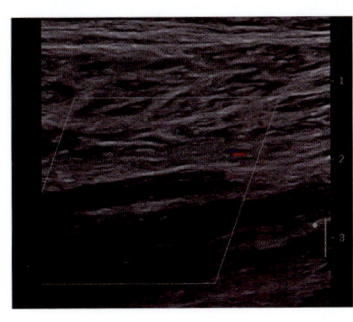 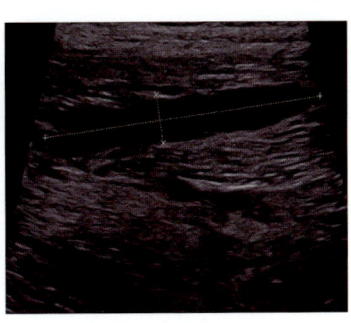

（a）胫前动脉闭塞　　　　　　（b）肌间静脉血栓

图 6-25　血管并发症评估

四、超声在 ECMO 脱机过程中应用

无论采取何种脱机策略，在确定撤除 ECMO 之前，必须进行超声评估，一些指标可提示能否顺利撤除 ECMO（图 6-26）。

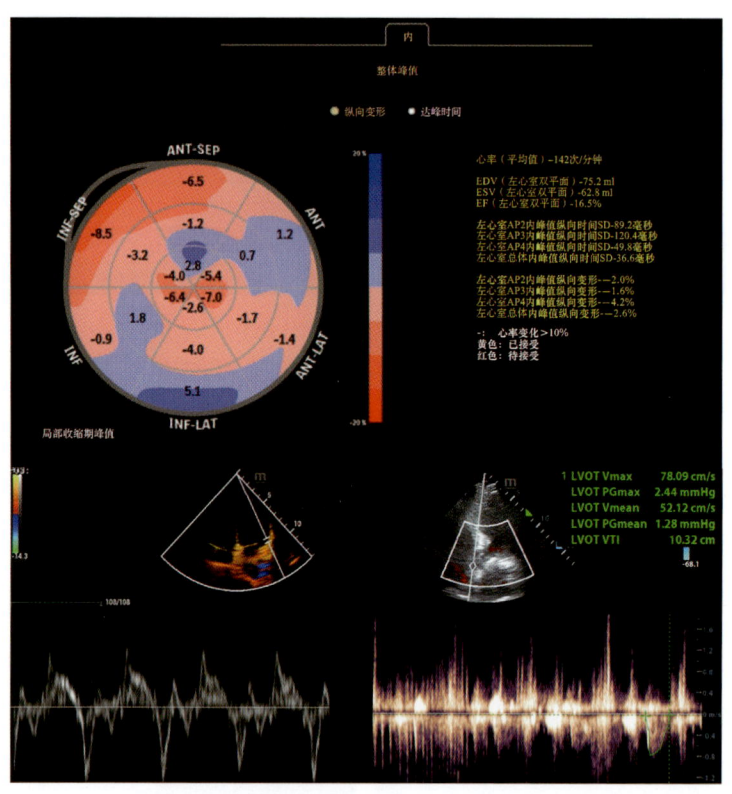

图 6-26　LVEF、TDI lat s'、AV-V$_{max}$、VTI、
LVGLS、LVGLSr 典型图像

注：LVEF：左心室射血分数；TDI lat s'：左心室侧壁二尖瓣环处收缩期的峰值速度；AV-V$_{max}$：峰值流速；VTI：血流速度时间积分；LVGLS：左心室整体纵向因变值；LVGLSr 典型图像：左心室整体纵向应变值。

五、超声在 ECMO 撤机后的应用

1. 撤机后危重症管理

患者能成功脱离 ECMO 辅助并不代表能长期存活，通常在撤除 ECMO 后的一段时间内患者仍处于病情危重状态。成功脱离 ECMO 辅助是新一阶段治疗的开始而不是整体治疗的结束，应用床旁超声检查评估并调整治疗方案可提高患者存活率，床旁超声的使用方法及内容与 ECMO 转机部分类似。

2. 血管并发症识别

撤除 ECMO 后患者存在发生动静脉血栓的风险，部分血栓的存在不一定会出现临床表现，应用超声扫查可准确识别血栓（图 6-27）。

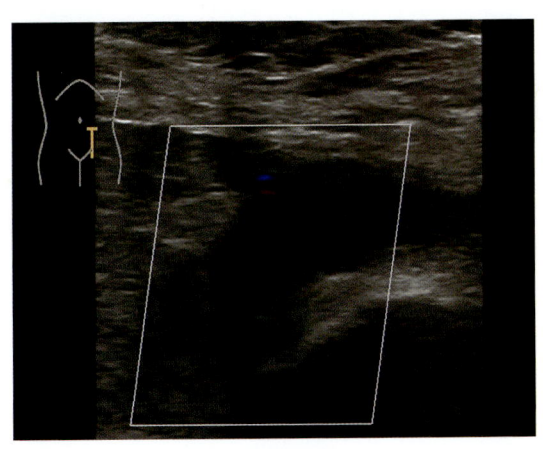

（a）股静脉血栓

图 6-27 动静脉血栓

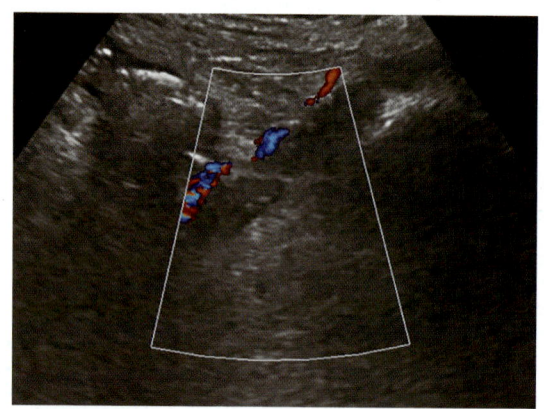

（b）髂静脉血栓

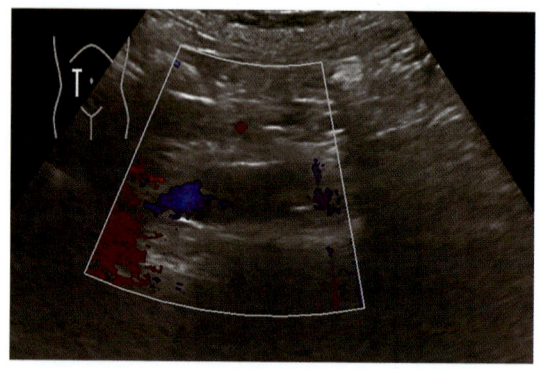

（c）下腔静脉血栓

续图 6-27

第七章

ECMO 与 CRRT 连接参数设置图解

第一节　ECPR 时血液净化治疗

连续性肾脏替代治疗始于 20 世纪 70 年代，其方法为泵辅助的连续性动静脉血液滤过（continuous arterio-venous hemofiltration，CAVH）。Bartlett 率先将其应用到 ECMO 患者。这种泵辅助下的 CAVH 需要动脉插管，使其并发症发生率增高。目前，常用的模式为连续性静脉-静脉血液滤过（continuous venous-venous hemofiltration，CVVH）。CVVH 能够降低并发症发生率，随后发展中 CVVH 模式的技术改动较少。

ECMO 会引起炎症反应，造成弥散性血管内皮功能障碍和毛细血管渗漏综合征。给予 ECMO 后患者出现肾功能不全，可能是炎症反应的结果，也可能是由于 ECMO 插管前患者病情不稳定。为了缓解肾功能不全，通常可给予患者利尿剂以降低液体负荷，但其效果不一。利尿无效的情况下，患者就需要肾脏替代治疗（renal replacement therapy，RRT）。能否维持液体平衡与体重状态对判断是否撤除 ECMO 至关重要。

是选用血液滤过还是选用血液透析，取决于不同治疗中心对肾脏替代治疗管理的偏好，治疗中心通常将两种模式联合使用。透析指液体和溶质经半透膜扩散与清除，透析液与血液在半透膜两侧反向流动，最后血液与透析液之间达到各种溶质浓度的平衡状态。采用不同的透析液配方，可以有利于将血液中的溶质排出，向血液中添加某些溶质，有利于水分发生迁移，这个过程也被称为连续性静脉 – 静脉血液透析（continuous veno–venous hemodialysis，CVVHD）。血液滤过（超滤）是通过压力差将血浆中的水分和溶质排出，仅仅有迁移性清除，包括缓慢连续性超滤（slow continuous ultrafiltration，SCUF）和连续性静脉 – 静脉血液透析滤过（continuous veno–venous hemodiafiltration，CVVHDF）。不管使用何种方法，其目标都是精确控制血浆电解质、清除毒素和移除液体。

第二节　CRRT 机基本组件

CRRT 机基本组件是透析机器和滤器。最常用的半透膜是聚丙烯腈（polyacrylonitrile，AN69）膜、聚砜（polysulfone）膜和聚甲基丙烯酸甲酯（poly（methyl methacrylate））膜。上述半透膜通常都是中空纤维膜。其他装备包括高流量旋塞阀、输注泵和流量计等。

1. 治疗模式

（1）滤器直接安装到 ECMO 管路上的 CRRT 机，称为被动型 CRRT 机，将 CRRT 机整合到 ECMO 管路上的 CRRT 机则称为主动型 CRRT 机。被动型 CRRT 机，用高流量旋塞阀和"1/4，1/16"管路将滤器连接在高压管路与低压管路之间，形成分流，包括从离心泵后、氧合器前或从氧合器后到静脉端两种连接方式。流量可以达到 100 ～ 200 ml/min。如果要转换为 CVVH，必须给患者泵入置换液（filter replacement fluid，FRF）。超滤的速度可以用加在超滤液排出管上的泵进行调节。如果要转换为 CVVHD，则要在滤器中注入透析液，并让透析液与血液反向流动。不管如何，精确监测液体的输入与排出是非常重要的，为了完成这个目标，可以采用多种装置对液体进行称重。

（2）主动型 CRRT 机是将 CRRT 机与 ECMO 管路连接。机器的入口端和出口端均连接在 ECMO 的低压管路（静脉管路）上。常见报警原因包括"低压报警""管路脱离"和"回输压力过高"等。绝大多数机器有内部限制报警设置，可以通过调整设置使 CRRT 与 ECMO 机器相适应。出现"回输压力过高"报警时，ECMO 专家应该考虑将回输通路连接至 ECMO 低压管路上，ECMO 低压管路一般不会出现"回输压力过高"报警，除非有血栓堵塞管路。"管路脱离"是另一种常见的报警原因，管路脱离主要是因 ECMO 系统运转压力过高。对于"管路脱离"有两种解决办法，一种是使用 1/4 英寸接头转换旋塞阀，使机器能够识别实际压力数据，另一种是将接口移至较低压力区，如低压管路区。应该高度关注溶血现象，特别是高速血流通路中的狭小缝隙，如没有完全关闭的旋塞阀附近处是否出现溶血现象。

（3）被动型 CRRT 机因滤器直接安装在 ECMO 管路上，费用低、安装容易，占用的血容量明显低于完整的 CRRT。此时，为保证 CRRT 的滤过效果，则需要提高泵流量来弥补。对于婴幼儿，30 ml/min 的通过滤器流量就足够了。使用被动型 CRRT 时，必须监测真正流向患者的流量，以明确通过滤器的流量。要经常检查血清电解质，这是因为进行血液滤过时往往会发生大幅度的离子偏移，如果同时注入置换液，可能会发生大幅度的液体平衡偏移，造成血容量过高或者过低。主动型 CRRT 机对血流和液体排出有精确的控制，当然也需要更多的技术支持。此外，使用主动型 CRRT 时，也应该考虑机器和管路的费用。由于有离心泵进行控制，即使高速、高容量置换，患者发生低血容量和电解质紊乱的风险也比较低。被动型和主动型 CRRT 孰优孰劣尚无定论，选择何种模式取决于各中心自身的经验和条件。

2. 连接方式

CRRT 与 ECMO 的连接方式包括串联、单超、并联（图 7-1、图 7-2）。

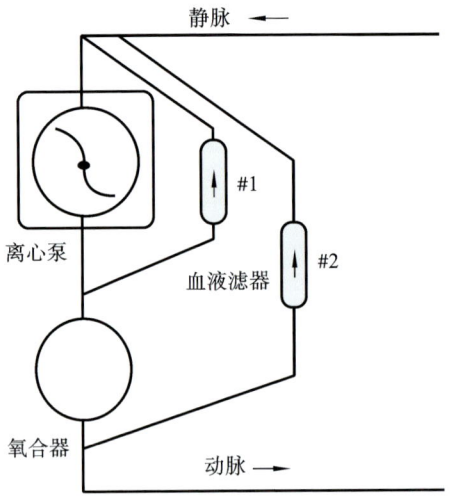

图 7-1　ECMO 管路中并联血液滤过器方法示意图（箭头示血流方向）

注：#1 从离心泵后氧合器前作为入路；#2 从氧合器后作为入路；两种连接滤过后血液均回到离心泵前低压管路。

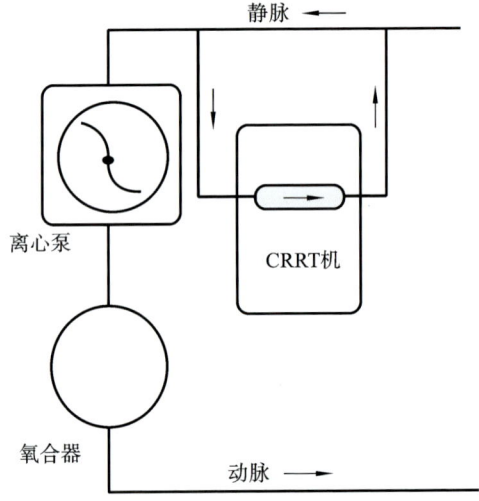

图 7-2　ECMO 静脉管路上部分并联 CRRT 设备示意图（箭头示血流方向）

第三节　CRRT 相关管理

1. 凝血管理

主动式和被动式血液滤过模式的凝血管理没有显著差异，由于患者肾功能不全，肝素清除率下降，滤器会加快对肝素清除速度，因此需要密切监测激活全血凝血时间（ACT），据 ACT 调整肝素用量，保证抗凝充分。

2. 患者管理的目标

首要目标是达到液体和电解质的相对稳定。因此需要经常评估液体输入与排出是否处于平衡状态。对于经常需要输注血液制品的患者，达到上述目标具有较大的挑战性。液体排出过多会加重肾功能损伤。如何达到 CRRT 患者管理的目标，需要 ECMO 团队成员之间经常进行探讨。

第四节　ECMO 与 CRRT 的连接

1. CRRT 的连接

（1）CRRT 与 ECMO 并联：CRRT 动脉端接 ECMO 氧合器后，CRRT 静脉端接 ECMO 氧合器前。

（2）CRRT 与 ECMO 各自使用独立的血管通路。

2. CRRT 机的压力调节

CRRT 联合 ECMO 治疗时，动、静脉压力都过高，机器频繁报警，应对方法如下。

（1）压力异常时，用 ECMO 管路与 CRRT 管路连接处的双通接头控制引血及回血流速，从而控制动、静脉压力。

（2）调节报警界限。

（3）通知医生，必要时遵医嘱下调 ECMO 血流速度（若不能兼容，则以 ECMO 治疗为主）。

3. 抗凝

（1）一般在 CRRT 联合 ECMO 治疗时，全身使用肝素抗凝。

（2）若遇血液呈高凝状态的患者可考虑进行联合抗凝，即 CRRT 体外循环管路单独局部使用枸橼酸抗凝。

（3）若使用肝素与枸橼酸联合抗凝，则氧合器后钙离子值可以适当偏高至 $0.4 \sim 0.5$ mmol/L。

（4）注意抗凝剂用量，加强抗凝监测，必要时每 2 h 监测 1 次。

（5）联合抗凝时，若抗凝监测提示极端异常，可将枸橼酸连接到离心泵前连接生理盐水处的侧腔。

（6）CRRT 联合 ECMO 治疗时，氧合器前后侧腔各（使用螺口注射器）抽出 2 ml 血液弃去，以防止侧腔血栓进入氧合器。

第八章

ECPR 护理评估及要点

一、神经系统

（1）每小时观察患者意识状态，进行 Glasgow 昏迷评分（GCS 评分），15 分为意识清楚，8 分为昏迷（见下表）。

评分	睁眼（E）	语言（V）	运动（M）
6	—	—	按指令完成动作
5	—	正常交谈	对疼痛刺激定位反应
4	自发睁眼	言语错乱	对疼痛刺激屈曲反应
3	呼唤睁眼	只能说出（不适当）单词	异常屈曲（去皮层状态）
2	疼痛刺激睁眼	只能发音	异常伸展（去脑状态）
1	无睁眼	无发音	无反应

注：昏迷程度由 E、V、M 三类总分数来评估，正常人的昏迷评分是满分 15 分，昏迷程度越严重者的昏迷评分越低。轻度昏迷：13～14 分。中度昏迷：9～12 分。重度昏迷：3～8 分。低于 3 分：因气管插管或气管切开无法发声的重度昏迷者评为 2T。将三类得分相加，即得 GCS 评分（最低 3 分，最高 15 分）。选择评估时的最佳反应计分。注意 M 类评分左侧、右侧可能不同，此时用较高侧的分数进行评分。改良的 GCS 评分应记录最佳反应 / 最差反应和左侧 / 右侧运动评分。

（2）每小时观察瞳孔，正常瞳孔等大等圆，对光反射灵敏。

（3）肌张力评估，按 Lovett 肌力分级标准进行评估，分 0～5 级（见下表），镇静患者每天停药一次进行肌张力评估。

分级	名称	标　　准	相当正常肌力的百分数
0级	零	无可测知的肌肉收缩力	0%
1级	微弱	有轻微收缩，但不能引起关节运动	10%
2级	差	在减重状态下能做关节全范围运动	25%
3级	可	能抗重力做关节全范围运动，但不能抗阻力	50%
4级	良好	能抗重力，抗一定阻力做运动	75%
5级	正常	能抗重力，抗充分阻力做运动	100%

（4）每 2～4 h 监测 ACT，正常范围 160～180 s，APTT：60～80 s，有活动性出血时 ACT 可控制在 140～160 s。

（5）及时调整肝素用量，肝素必须经外周血管单独的一个静脉通路输注。

肝素配制方法见图 8-1。

| 临时医嘱 2020-06-28 16:45 西药 氯化钠注射液[双管式100ml:0.9g(0.9%)双鹤/袋] | 1 □ | 50 ml 立即· | 1 袋 泵入 |
| 临时医嘱 2020-06-28 16:45 西药 肝素钠注射液[2ml:1.25万V*10支/盒] | 1 □ | 1.25 万V 立即· | 1 支 泵入 |

体重/肝素泵入剂量	55 kg, 10 U/(kg·h)	60 kg, 10 U/(kg·h)	70 kg, 10 U/(kg·h)	80 kg, 10 U/(kg·h)
肝素配制用量	2.2 ml/h	2.4 ml/h	2.8 ml/h	3.2 ml/h

图 8-1　肝素配制方法

二、呼吸系统

（1）按需吸痰，其目的是避免气道出血及气压伤、脑出血等。吸痰时机为呛咳、痰液溢出、血氧饱和度下降、听诊有痰鸣音、呼吸频率增快、呼吸音低、胸部物理治疗后（机械震动排痰后或手动叩背排痰后等）、动脉血气指标恶化。

（2）深部吸痰时，吸痰管头端插至气管插管套管长度后再插入 1 ～ 2 cm。浅部吸痰时，吸痰管插至人工气道的末端。

（3）观察痰液量、颜色、性质，吸痰时密切观察患者生命体征变化。

（4）口腔护理到位，进行吸痰等无菌操作时动作应轻柔，避免创伤，如有血痰及时通知医生；清理囊上分泌物；预防呼吸机相关性肺炎（VAP）的发生。

（5）尽可能使用密闭式吸痰管进行吸痰。

（6）复苏初期若出现肺水肿，应注意观察是否有肺水形成，气管插管有无血性痰痂形成。

三、循环系统

（1）心电图监测：定时进行心电图检查以监测心肌恢复情况，捕捉异常心电图。

（2）有创动脉血压监测：平均动脉压（MAP）正常

值为 50 ～ 70 mmHg。MAP= 舒张压 +1/3 脉压。

（3）血氧饱和度的监测：VA–ECMO 中血氧饱和度存在左右手差异。右手血氧饱和度反映患者的心肺功能，左手血氧饱和度反映 ECMO 的血氧饱和度水平。

（4）体温监测：体温过高增加氧耗，过低易发生凝血反应及血流动力学紊乱。

（5）尿量：可反映 ECMO 对全身的灌注情况，注意记录每小时尿量、颜色、有无溶血。

（6）肢体血液循环监测：ECMO 穿刺管路较粗，易限制血流，导致深静脉血栓形成或肢体坏死。观察肢体皮温、颜色及足背动脉搏动情况，测量下肢腿围，并与健侧进行对比。（有条件时可用 3M 流量探测仪监测侧支循环流量情况。）使用大剂量血管活性药时注意观察末梢血液循环，预防肢体缺血坏死。

四、管路维护

（1）进行各项操作时都要严格无菌操作，每次触摸中心静脉导管前均要进行手消毒。

（2）静脉输注脂肪乳注射液的建议输注时间大于 8 h 或者配制到营养袋内输入。丙泊酚应持续使用，不建议弹丸式推药。

（3）静脉输液时严禁输入气体，尤其是用中心静脉进行输液时。必须使用压力换能器测量中心静脉压，不能用水柱读数的方法进行中心静脉压测量。

（4）输注血液制品（血小板、血浆、悬浮红细胞除外）前，将肝素泵入速度上调 1 ml/h（如由 3 ml/h 调为 4 ml/h），输完血液制品 30 min 后重新将肝素泵入速度调回至原始速度。由于血液制品从外周静脉输入，输注血液制品期间不建议查 ACT。

（5）动脉压力换能器建议 96 h 更换一次，直接用生理盐水冲洗，不能加入肝素，压力袋压力应保持在 150 ～ 300 mmHg 之间。

五、皮肤护理

（1）患者 ECMO 期间可以翻身及屈腿，但是插管侧下肢禁止弯折。

（2）可以进行翻身及拍背护理，预防 VAP 和压疮发生。

六、特殊注意

（1）尽量避免不必要的有创操作（如各种穿刺等）。

（2）ECMO 机出现管路抖动、出血、各类异常报警时，及时通知体外生命支持团队。

七、院感防控

（1）ECMO 患者需由专人管理，采取保护性隔离措施，安置于单间病房，固定人员进行护理，无条件时行床边隔离以建立最大无菌屏障。

（2）严格无菌操作，减少管路置入，充分消毒接头处。

（3）加强手卫生。接触 ECMO 患者前后进行手消毒，加强病室、物体表面消毒，严格限制探视，加强空气消毒，每日使用含氯消毒剂擦拭床头桌、病床、仪器及消毒地面各 2 次。

（4）ECMO 患者使用氯己定含漱液进行口腔擦洗或冲洗护理。冲洗时需两人配合，按照擦洗法擦完后从一侧口角注入氯己定含漱液，同时助手在对侧口角吸引，进行 2 个循环。

（5）根据患者病情尽早拔除管路，降低感染风险。

（6）使用洗必泰全身擦浴，尤其是对于穿刺部位皮肤。

（7）输液连接装置如可来福无针密闭输液接头每周更换一次，双通接头每 72 h 更换一次，三通接头每 24 h 更换一次，输液器每日更换，以上装置若有污染或接触血液则随时更换。

（8）消毒液可使用洗必泰、安尔碘、酒精、碘伏。

第九章

ECPR 患者转运流程与图解

高危患者的转运，本身就具有复杂且风险高的特点。ECMO 患者院内转运时可能发生插管脱出、出血等严重不良事件。根据流程和指南进行转运可以最大限度降低风险。同时，应评估 ECMO 患者转运的收益与风险。如果诊断性检查和干预性治疗的结果会影响患者管理的决策或者预后，就应该进行转运。如果转运过程中患者可能死亡或者有其他损伤，则应该重新评估是否应转运。根据标准流程决策是降低 ECMO 患者转运风险和使其收益最大化的唯一方法。

院内转运的流程可以分为三个部分：①转运前的评估及人员和装备的协调（可以概括为转运患者的目的）；②转运及途中监测（根据既定计划进行）；③转运后患者情况稳定过程和记录（对转运效果进行分析）。

第一节　ECMO 患者院内转运流程

一、转运前准备

（1）转运前相关人员按照 ECMO 患者院内转运核查单（图 9-1）做好物品（含仪器）及患者的准备工作。

（2）联系目的科室，通知电梯等候。

（3）将 ECMO 主机、氧合器、离心泵固定于患者床上，妥善固定管路，防止管路脱出与打折。保证 ECMO 机蓄电池电力充足可维持整个转运流程（图 9-2 ）。

ECMO 患者院内转运核查单

姓名_____　年龄_____　性别_____　床号_____

病历号_____　诊断_____　责任护士_____

	项　　目	确认
	制订转运计划	□完成
	□开立医嘱　□通知检查科室　□明确转运路线 □时间确认　□家属到达　□通知电梯	
	人员准备：人员全部到位	□完成
	医生 2 人　护士 2 人　呼吸治疗师 2 人　家属 2 人	
	患者准备	□完成
转运前准备	□生命体征： HR___次 / 分　RR___次 / 分　BP___mmHg　SpO$_2$___% □意识状态 □保暖　　□约束 □确定人工气道位置___cm　　□妥善固定 □充分吸痰 □循环稳定 □明确静脉通路并保持通畅 □携带必要的液体 □其他管路通畅并妥善固定 □胃管：提前停止胃肠营养半小时，停止泵入胰岛素 □尿管：清空尿袋，记录尿量 □引流袋：止血钳双重夹闭，防止反流	□完成

图 9-1　ECMO 患者院内转运核查单

项　目		确认
转运前准备	**仪器准备**	□完成
	□ ECMO 机运转正常　□蓄电池电力充足　□备好电源线 □备好手摇泵　□备好 4 把管钳　□断开水箱　□电子血压计　□血氧监测仪　□转运呼吸机　□氧气瓶　□便携式吸引器　□简易呼吸器　□微量泵 2～3 台　□蓄电池电力充足	
	物品准备	□完成
	□转运箱　□患者病历　□患者申请单　□吸痰管	
	药品准备	□完成
	□名称：盐酸肾上腺素　　　　　数量：1 盒 □名称：去甲肾上腺素　　　　　数量：2 盒 □名称：生理盐水 100 ml　　　　数量：2 袋 □名称：乳酸钠林格注射液 500 ml　　数量：2 袋	□完成
	备用物品	□完成
	□注射器（各种规格）　□输液器　□消毒用品	

科室＿＿＿＿＿＿＿＿＿＿　日期＿＿＿＿＿＿＿＿＿＿＿＿＿

时间＿＿＿＿＿＿＿＿＿＿＿　护士签名＿＿＿＿＿＿＿＿＿＿

续图 9-1

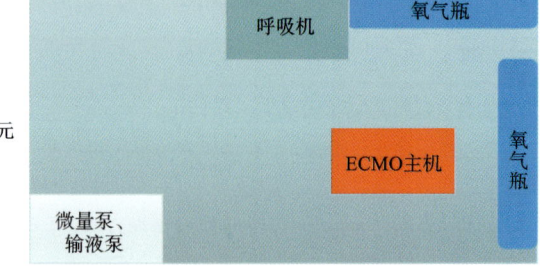

图 9-2　ECMO 患者院内转运仪器摆放

（4）断开床旁呼吸机，连接转运呼吸机，保证转运呼吸机蓄电池电力充足可维持整个转运流程。

（5）将微量泵固定于床上，保证微量泵蓄电池电力充足可维持整个转运流程。

（6）连接血压计及血氧监测仪。

（7）确保各管路均被妥善固定。

（8）观察 ECMO 运转情况、患者的基本生命体征，若情况稳定则开始转运。

二、转运过程中的监测（图 9-3）

（1）一名医生负责监测 ECMO 机运转情况与血流量。

（2）另一名医生负责监测管路有无打折，氧合器是否被碰撞。

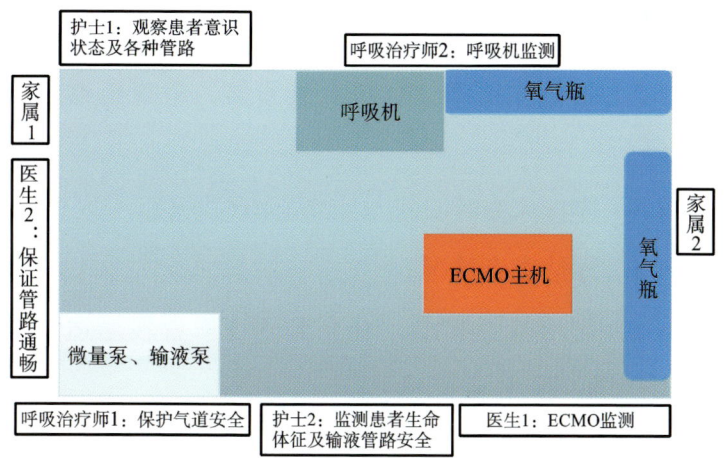

图 9-3　ECMO 患者院内转运中人员站位及工作安排

（3）一名护士负责监测患者生命体征及输液管路安全，另一名护士负责观察患者意识状态及各种管路。

（4）两名呼吸治疗师分别负责转运呼吸机，监测患者的通气情况。

三、到达目的科室

根据转运目的，将患者送至目的科室（如手术室、CT室、ICU等），将患者及ECMO机等搬运至目的科室病床，再次监测患者的一般情况、ECMO运转及管路情况。

四、返回

（1）检查或治疗完毕后，按照上述转运方法将患者转回病房。

（2）重新固定ECMO机及其管路，检查机器运行情况。

（3）连接床旁呼吸机与床旁心电监护仪。

（4）评估患者情况。

（5）护士清点物品，补充ECMO患者转运途中所消耗的物品。

（6）呼吸治疗师重新准备好呼吸机与氧源。

五、ECMO 患者院内转运工作流程（图 9-4）

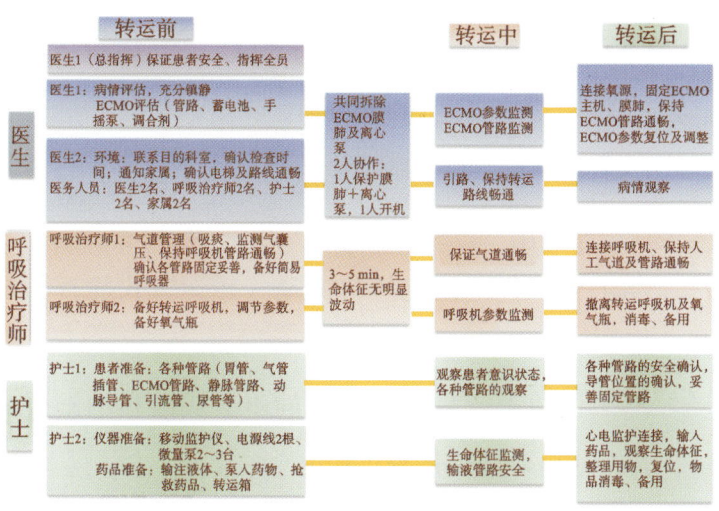

图 9-4　ECMO 患者院内转运工作流程

第二节　ECMO 患者院外转运流程

一、院外患者欲转院行 ECMO 治疗

1. 初步评估患者基础状况

接到当地医院拟行 ECMO 治疗申请后，应由有 ECMO 经验的医生与患者所在医院主管医生交流，获取患者基本资料，评估患者状况。需获取的患者基本资料主要包括患者姓名、性别、年龄、身高、体重、病史、诊断、目前生命体征、目前存在的主要问题、血气分析、血生化、血常规等结果及经济社会状况等。

2.确定患者是否符合转运指征

（1）转运指征：与行 ECMO 治疗指征相同。

（2）禁忌证：存在不可逆的基础疾病，不可逆的神经系统损伤，不可控制的大出血。

（3）相对禁忌证：机械通气时间大于 7 天，经济状况不佳。

（4）初步判断传统的机械通气转运方式能否满足转运需求。

（5）评估患者是否有明确的出血或潜在的出血风险，并评估出血部位是否可控。

（6）判断患者循环状况是否稳定。

（7）若需要经 ECMO 转运，请主管医生与患者家属协商，交代行 ECMO 治疗的获益与转运途中的风险，取得患者家属同意，并签署转运同意书。请患者主管医生做好 ECMO 治疗准备工作：备血；准备血管活性药物、镇静麻醉药物甚至肌松药物；准备手术衣、手术包；出发前预冲一套管路以节约时间。

二、出发前准备工作

（1）ECMO 医生通知 ECMO 转运小组成员。成员组成：一名 ECMO 团队组长，一名 ECMO 治疗师，一名急救转运团队护士，一名 ECMO 呼吸治疗师，一名急救转运医生，一名急救转运团队驾驶员。上述成员均应具备 ECMO 治疗经验。

（2）ECMO 医生根据患者身高，判断所需导管型号，并准备相应型号导管。

（3）ICU 护士清点 ECMO 转运车上放置的 ECMO 治疗所需物品（包括药品），检查物品是否齐全，所携带机器能否正常工作。

（4）呼吸治疗师准备转运呼吸机，携带呼吸机充电线及两个氧气瓶；联系救护车，告知司机转运路线，了解当前高速公路路况；检查救护车上机器能否正常工作。

三、到达转运医院

（1）如果患者不需要 ECMO 即可安全转运，则按常规转运流程转运至目的医院。

（2）如果患者需经 ECMO 转运，ECMO 医生与血管外科医生再次与患者家属沟通，重申转运的风险与获益，交代可能的结果，患者家属同意后在转运同意书上签字。

① ECMO 协助医生负责收集患者病历资料，包括患者病历、血气分析、血常规、血生化、胸片、CT 等各种检验及检查结果。

② ICU 护士与呼吸治疗师负责准备预冲和置管所

需物品。

（3）常规预冲和置管。

（4）呼吸机设置：遵循肺保护性通气原则。

（5）患者行 ECMO 治疗至少 30 min，生命体征平稳且达到转运要求后开始转运。

四、转运前

（1）检查静脉通路，保证至少有 2 条可用的通道，妥善固定对应的留置针。

（2）准备好转运途中需输注的液体。

（3）妥善固定气管插管、胃管、导尿管等。如有胸腔闭式引流管，可先夹闭；注意保持导尿管通畅。

（4）保证各输液泵有备用电池并妥善固定。

（5）将患者搬运至转运平车，ECMO 设备固定于 ECMO 转运车。

（6）固定 ECMO 管路，防止其打折。固定氧合器，防止其碰撞。

（7）连接转运呼吸机。

（8）通知电梯。确保电梯可容纳 ECMO 转运车与转运平车。若电梯过小，需将 ECMO 设备放在转运平车上。

（9）将患者搬运至救护车。

五、转运中

救护车随车人员分布见图9-5。

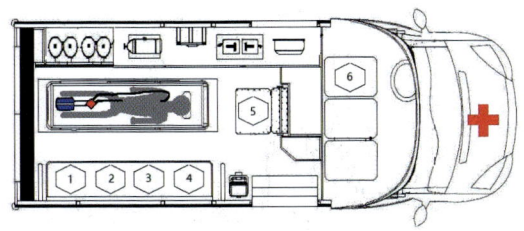

图9-5 救护车随车人员分布的平面图

注：1号位，ECMO团队组长，观察并及时调整ECMO主机；2号位，ECMO治疗师，观察ECMO循环泵及静脉管路情况，监测患者生命征变化；3号位，急救转运团队护士，负责管理及调整输液泵、氧气瓶、吸痰管、微量泵，在ECMO治疗医生指导下使用药物；4号位，ECMO呼吸治疗师，观察并管理患者气道，监控机械通气情况；5号位，急救转运医生，总体协调患者转运事宜的管控；6号位，急救转运团队驾驶员。

（1）在救护车上，固定转运平车、ECMO转运车与转运呼吸机，固定患者身体。

（2）连接电源、氧气管、变温水箱，调整离心泵转速、氧流量，保证ECMO运转正常。

（3）按照肺保护性通气原则调整呼吸机参数。

（4）连接监护仪，实时监测HR、BP、RR、SpO_2等指标。

（5）重新整理、固定各管路，防止管路打折。各充电设备接电源。

（6）给予适量镇静药物，减少患者躁动与不适感。

（7）医护人员分别坐于患者头端与脚端。其中，呼吸治疗师和急救转运医生坐在患者头端。

（8）监测患者的一般情况、置管处出血情况及 ECMO 运行情况。ECMO 治疗师坐在患者腿侧，监测管路固定情况，防止管路打折。呼吸治疗师负责调整呼吸机模式与参数，监测患者的通气与氧合情况。

（9）允许一名家属随同转运。

（10）在救护车上稳定 10 min 后，驶往目的医院。

（11）途中按照 ICU 及 ECMO 患者监测规范，监测患者各项生命体征。动态监测 ACT 与血气分析。

（12）ECMO 协助医生通知目的医院内接诊人员所需准备物品、初步达到时间和接诊位置。即将到达时，通知接诊人员联系电梯。

六、到达目的医院后

（1）将患者搬运至病床。

（2）连接床旁呼吸机与心电监护仪。

（3）重新固定 ECMO 机器及其管路，检查机器运行情况。

（4）再次评估患者情况，ECMO 转运评估检查表见下表。

ECMO 转运评估检查表			
转运人员	急救转运团队成员_____ ECMO 转运团队成员_____		
医疗文书	病历□　　转运告知单□　　转运交接单□		
		是 / 否	数值记录
1. 设备电源 (电源 / 内置电源) 电量充足，电压稳定			
2.ECMO 主机、离心泵、变温水箱运转正常			
3. 离心泵转数、流量、压力在目标范围内			
4. 空氧混合百分比在目标范围内			
5. 呼吸机模式、参数、吸入氧浓度在目标范围内			
6. 监护仪、心电图等设备运转正常			
7. 各管路通畅 / 压力正常 /ECMO 管路颜色正常,无渗血、抖动、折叠等			
8. 血管活性药物及镇静类药物微量泵运转正常			
9. 患者动静脉血气等循环动力学参数在目标范围内			
10. 观察患者状态 (意识状态及镇静情况 / 皮肤色泽 / 有无肿胀 / 末梢循环颜色及温度)			
11. 设备有无异常噪音			
12. 各种设备是否固定稳固 (如有转运架，则检查固定设备)			

患者意识	昏迷□　 镇静□　 清醒□　 烦躁□　 配合□		
人工气道□ 插管□ (刻度 :__cm) 气管切开□		引流管 : 导尿管□　 胃管□ 胸腔引流管□　 其他□	

转 运 设 备	心电监护除颤仪□	备用离心泵□	持 续 用 药	微量泵 1:　名称:　计量:
				速率:
	转运呼吸机□	备用电池□		微量泵 2:　名称:　计量:
	微量泵□	手摇泵□		速率:
	便携式氧气瓶□	空氧混合仪□		用药记录:
		管钳□		
		扳手□		

（5）与主管医生交接患者病情与病历。

（6）ICU 护士清点物品，补充转运途中所耗物品。

（7）呼吸治疗师重新准备转运呼吸机与氧气。

七、转运设备（图9-6）

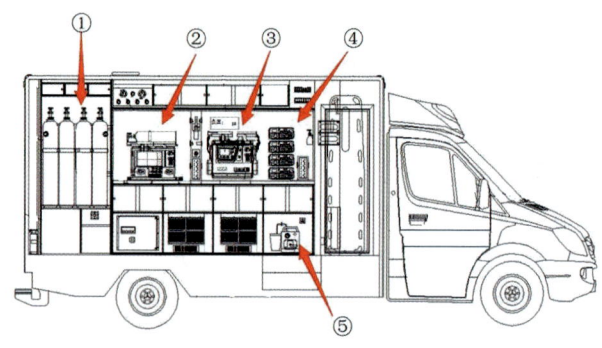

图 9-6　救护车车载设备图

注：①车载氧气瓶；②便携式氧气瓶、便携式呼吸机（气动电控或电动电控）及配套一次性管路、过滤器；③便携式一体式除颤监护仪；④多组输液泵（2组以上）；⑤便携式车载吸痰器。

ECMO 患者院外转运核查单

姓名_____　年龄_____　性别_____　床号_____
病历号_____　诊断_____　责任护士_____
回科时间_____

	项　　目	确认
转运后核查	**患者核查**	□完成
	□生命体征： HR___次 / 分　RR___次 / 分　BP___mmHg　SpO_2___%	
	□意识	
	□保暖　□约束	
	□确定人工气道位置___cm　□妥善固定	
	□充分吸痰	
	□连接床旁呼吸机，打开加温湿化器	
	□循环稳定：连接各种压力检测设备	
	□连接各种输液泵、注射泵	
	□及时输注常规液体	

项　　目	确认
□各管路妥善固定，保持引流通畅 □胃管：开始胃肠营养	□完成
仪器设备	□完成
□ECMO仪器连接交流电　□连接水箱　□管路妥善固定 □ECMO运转正常	
物品齐全	□完成
□手摇柄　□4把管钳　□电源线　□电子血压计 □血氧饱和度监测仪　□转运呼吸机　□氧气瓶　□便携式吸引器　□简易呼吸器　□微量泵1～2台　□转运箱 □病历	
□患者安返病室　□各管路妥善固定　□仪器全部带回 □物品齐全　□药品齐全（未用及已用） □以上设备放回原处　□清洁整理　□带蓄电设备给予充电	□完成

(左侧竖排标签：转运后核查；目标)

第三节　转运意外及处理

ECMO 转运涉及多个学科，ECMO 转运团队成员需熟练掌握 ECMO 相关设备使用及生命支持技术操作，熟悉整个转运流程，并有能力处理转运途中可能发生的各种不良事件，进行管路维护，识别病情早期变化并及时做出处理。所有团队成员应定期参加培训，强化 ECMO 相关操作技能，回顾典型案例。团队成员可通过在日常工作中处理现实生活中的紧急情况，模拟通气和循环并发症事件（如突发 ECMO 主机停机、用手摇泵维持泵循环等）来提升应急能力。这种模拟训练对所有团队成员都非常有价值。团队沟通也是演练的关键内容，是培训的重要组成部分。在完善的设备配置和经验丰富的专业技术团队支持下，进行 ECMO 支持下重症呼吸道传染病患者院间转运是安全可行的。其中合理的人员配置、充分的物品准备、标准化的评估流程、适宜的转运流程安排及转运人员之间密切的配合是提高转运安全性、稳定性，减少 ECMO 转运并发症的关键。

（1）常见 ECMO 转运并发症 / 问题见下表。

并发症 / 问题	一般原因	处置方案
血氧饱和度下降	人工氧合器出现故障，呼吸机管路松脱、漏气，患者体内氧耗增加、发热、烦躁等	提高氧体积分数，维持患者体温和充分镇静
ECMO 流量或 SpO_2 下降	血容量不足	调整补液量
管路抖动	容量不足、管路负压小、转数过高、管路扭曲等	重新调整插管位置、保持足够血容量；检查管路，排除弯折、栓塞等情况，增加引流
心律失常	心动过速、室性二联律	过快：胺碘酮、利多卡因等；过慢：异丙肾上腺素、阿托品等
血压降低	循环泵异常、渗血或出血	循环泵调整、管路渗血对症处理

并发症/问题	一般原因	处置方案
氧合器颜色改变或静脉管路血液颜色改变	血浆渗漏、血栓形成、人工氧合器气体交换功能障碍等	调整氧体积分数，发现渗漏或血栓时必须暂停 ECMO，快速更换人工氧合器套件，严防空气进入
监测不到 ECMO 离心泵转数	ECMO 传感器中断、ECMO 电源中断、UPS 电量耗尽、机械故障	更换耦合剂、检查离心泵电源开关、更换 UPS，机械故障发生时立即使用手摇泵维持血流，更换备用 ECMO 等
管路意外脱出	意外牵拉管路，插管太浅、未充分固定，患者改变体位、躁动牵扯	转运期间充分镇静患者，防止躁动。如管路脱出，立即用血管钳夹闭管路，ECMO 停机，按压出血部位，外科止血，补充血容量，重新插管等

（2）按 ECMO 转运评估检查表核对患者及设备情况，对患者进行适当预处理，如充分吸痰、确保气道通畅、将输液通路减至最少、保留血管活性药物通路等。

（3）搬运患者时由团队组长一人指挥，多人平抬搬运，全程保证所有管路通畅、无牵拉及弯折，避免出现意外。保证 ECMO 主机、便携式呼吸机、便携式除颤监护仪等固定妥当。患者开始转运后换接移动氧源（氧气瓶），切换 ECMO 主机为内置电池状态，或连接不间断电源（UPS）。

（4）用担架车移动患者时，急救转运医生和 ECMO

团队成员应分别位于担架车四周，及时观察患者生命体征、ECMO 设备及管路颜色变化等。

（5）转运时尽量保证担架车处于水平状态，避免设备及患者滑脱。担架车行进时尽量避开颠簸路面，减少 ECMO 离心泵损坏风险。

（6）转运呼吸道传染病患者时，至隔离病区时对足底进行消毒，走专用通道及电梯。上救护车时确保 ECMO 主机、便携式氧源和便携式除颤监护仪跟随患者同步移动。转运上救护车后，再次按 ECMO 转运评估检查表第二次检查患者及设备情况。

（7）救护车行进途中重点监测患者呼吸、心率、血压、体温、瞳孔大小、血氧饱和度等。

（8）做好患者气道管理：观察患者气道是否通畅，通气管路是否存在弯折及脱落，口、鼻腔及气道等部位有无出血情况。

（9）观察患者肢体末端血液循环状态：观察肢体末端温度、色泽，足背动脉搏动情况，双下肢有无肿胀坏死等。

（10）严密观察 ECMO 机器运行状态：转速与流量匹配情况；管路中血液颜色变化；插管口有无渗血、血凝块、空气；各类导管有无抖动，是否存在滑脱、弯折或出血等异常情况；氧合器有无颜色改变，有无血凝块、空气，是否存在渗漏等情况。

（11）设置呼吸机参数时需遵循小潮气量肺保护性通气原则，给予低频低压通气，根据血气分析结果调节氧体积分数，以促进肺复张，避免呼吸机相关性肺损伤（VALI）的发生。

第十章

设备报警与处理

第一节　常见报警识别与处理

问题	表现	原因	解决方法
动力泵故障	设备上没有任何发光点	电源线断开；动力泵损坏；电池故障或者充电设备的某一部分没有打开开关	使用手摇泵直到获得电源；将电源线正确连接；使用移动电源
	动力泵没有电	动力泵电源关闭；ECMO车上电源关闭或泵没有插上电源线	如果管路压力正常没有报警，使用手摇泵直到电源接通，打开开关；检查是否报警错误；将电源线正确连接
	动力泵停止转动	系统压力报警；动力泵上开关关闭；流量控制开关归零；气泡探头报警控制停泵；动力泵头判定转动（包括手摇柄转动）的错误的闪亮；动力泵盖打开；动力泵功能异常	纠正压力报警的原因；检查是否进气；检查流量报警设置；关闭动力泵电源再重新启动；检查动力泵头盖；只有在管路压力正常，没有报警的情况下才能使用手摇柄，在氧合器高压或安全囊低压报警时不可使用手摇柄；关闭动力泵电源再启动

第十章 设备报警与处理

问题	表现	原因	解决方法
动力泵故障	动力泵过热	电源接口有液体	检查电源接口
	动力泵转动但是没有流量	动力泵没压紧（滚压泵）、动力泵功能异常	调整动力泵管压紧度；更换动力泵
低流量/无流量	静脉引流负压报警	静脉插管位置不良，插管打折、插管太细；静脉管路打折；压力报警限值设置过低；泵转速过高；压力传感器异常；静脉管路内凝血块；血容量过低；患者原因（心脏压塞或者腹压过高）导致静脉引流量过低；床位置偏低	重新调整插管在患者头部和颈部的位置；检查插管位置，适当调整；考虑更换插管或者增加第二根插管；消除管路打折；调整压力报警限值；检查流量范围，适当减低泵转速；传感器冲洗、校零，必要时更换；检查是否有血凝块；评估或者治疗引起静脉引流不足的患者原因；提升床位置高度

问　题	表　现	原　因	解　决　方　法
管路不通畅	正压（氧合器压力）报警	动脉侧管路打折； 动脉插管打折或位置变化； 氧合器血凝块形成； 动脉滤器血凝块堵塞； 压力报警限设置异常； 压力传感器异常	消除管路打折，检查插管位置； 必要时更换氧合器； 检查是否有血凝块； 传感器冲洗校零或者检查更换传感器连接线，旋塞阀等，必要时可更换动脉滤器
泵管破裂	滚压泵槽内出血	动力泵管受损或薄弱部位渗漏	修补或更换动力泵管
管路中进气	氧合器前静脉引流管路中进气	静脉管路上三通、猪尾型导管、接头等破裂或者开放； 静脉输液或者经管路补充容量进气； 静脉插管接头松脱或者破裂静脉涌道部分脱出，侧孔在外从患者右心房进气（中心静脉输入）	将气体局限在两个接头之间，然后用两个注射器排气，即近端向内推液体，远端顺势将气抽出； 排气（气－血混合会促进血栓形成及在患者身体内形成气栓的风险）； 检查各种接头、三通、猪尾型导管等是否有松脱，必要时予以更换； 纠正插管问题

问 题	表 现	原 因	解 决 方 法
	氧合器处进气	静脉输液或者经管路补充容量进气； 氧合器漏气或者氧合器排气口堵塞； 预充排气不充分； 静脉管路进气	排出气体； 更换氧合器； 密切观察是否还有气体进入
管路中进气	氧合器后进气（部分医疗中心在动脉管路之前有气泡捕捉装置）	静脉输液、给药或血制品输注时进气； 泵前静脉管路进气； 静脉端大量进气，氧合器来不及充分捕捉气体； 氧合器渗漏，导致进气或排气口被堵塞	排气； 杜绝继续进气； 检查气泡监测装置； 如果 VA-ECMO 中气体进入动脉管路则立刻停止 ECMO； 紧急情况下，用手弯折动脉管路防止气体进入人体； 避免静脉输液时因疏忽导致进气； 发现并杜绝氧合器渗漏； 更换氧合器； 排除原因后，通过自循环管路排除气体

问 题	表 现	原 因	解 决 方 法
	水循环中进血	热交换器破裂	紧急关闭水箱，更换热交换器
	漏水	热交换器外壳破裂，水循环接头漏水	用胶带密闭或者更换热交换器外壳； 关闭水箱，重新连接
热交换器问题	温度报警	温度报警设置不合适； 水箱泵异常； 水箱中加入大量冷水； 水箱刚刚启动； 近期调整了水箱温度； 水位过低	检查并重设温度报警限值，必要时更换水箱， 加水
	患者低温	水泵处于工作状态时，水箱工作异常； 水箱未打开开关； 水箱温度设置过低；	必要时更换水箱； 调整温度设置； 打开开关，重设温度； 检查出水管是否打折，阀门是否关闭

173

问题	表现	原因	解决方法
热交换器问题	患者低温	短暂断电后温度 LED 显示异常（显示的是错误状态而不是温度出水阀门关闭）； 水管打折； 辐射热源异常； 水箱设定为 FLUID 模式但是没有连接水管； 管路上的温度探头水箱中加入大量冷水	水箱设置模式是否正确； 断开水管连接，等待水箱水温升高后再连接
	患者高温	水箱异常； 辐射热源或者患者温度探头工作异常； 水温设置过高	更换水箱； 调整水箱温度设置； 判断患者是否发热； 调整辐射台温度设置
	水箱关闭	没有插电源； 电源没有打开； 过热——散热扇堵塞	打开开关； 打开电源； 检查散热扇

174

问 题	表 现	原 因	解 决 方 法
氧合器故障	动脉血氧分压下降；二氧化碳清除率下降；氧合器前压力增高；氧合器跨膜压差增高（如果监测氧合器膜前膜后压力的情况下）	氧合器通气管松脱破裂；氧合器故障；氧合器血栓堵塞；气相水汽凝结严重；氧合器流率超限；通气中 FiO_2 改变或者气源空了；CO_2 混合氧气用尽（部分中心采用 $95\%O_2+5\%CO_2$ 混合气体）；CO_2 空氧混合器设置错误	将通气管与氧合器连接好；检查通气管是否有问题；更换氧合器；提高通气量；检查氧合器的额定流率，必要时降低流量；检查动脉管路是否有打折堵塞引起氧合器压力增加；检查压力监测和传感器是否异常；正确设置 CO_2 空氧混合器
氧合器排气口连接不紧密	氧合器排气口漏血	血液渗漏入氧合器气相区域	确认氧合器排气口通畅（如果排气口堵塞，会产生大量气栓）；更换氧合器；如果漏血量很小，有的中心选择观察

续表

问题	表现	原因	解决方法
患者 PO_2 下降	发绀; 酸中毒; 低灌注; 嗜睡; 血气参数恶化	ECMO 流量不足; 气胸、肺不张、呼吸机气管插管问题; 心脏压塞; 血胸/血液从胸腔渗出; 氧合器供气管路松脱; 氧合器故障; 癫痫; 吸血症; 过于激动; 低血容量，肺功能恢复前肺灌注过高; 心排血量下降（特别是 VV 模式）; VV-ECMO 再循环分数过高; Hct 降低; 存在心脏结构异常; 离心泵前后负荷改变导致流量改变; CO_2 混合气用尽（部分中心采用 95%O_2+5%CO_2 混合气(体)）	提高 ECMO 流量; 处理气胸、血胸、胸腔渗出和心脏压塞; 心脏手术后积极护理心包引流管、防止其堵塞; 调整气管插管和呼吸机设置; 检查通气管，排除故障; 提高氧合器 FiO_2 以提高 ECMO 动脉管路中的 PO_2; 必要时更换氧合器; 治疗癫痫; 治疗吸血症; 使患者安静或者镇静，必要时予以纠正; 评价血容量，必要时予以纠正; 利尿; 输血以纠正低 Hct; VV-ECMO 时考虑使用血管收缩药物; 尽可能降低再循环分数; 如果当前是 VV 模式考虑转换为 VA 模式; 如果临床需要应该提高前负荷而降低后负荷; 更换氧气瓶

续表

问　题	表　现	原　因	解 决 方 法
患者 PO₂ 提高		心排血量增加	考虑撤离 ECMO
	发绀； 酸中毒； 低灌注； 血气参数恶化	心排血量下降； 低血容量； 气胸、血胸或者有胸腔渗出； 心包积血、积气； 心肌顿抑或者 VA-ECMO 流量不足； 心脏压塞； 组织坏死，氧耗量下降	提高 ECMO 流量； 补充血容量； 评价气胸、血胸和胸腔渗液情况； 心包引流； 心脏手术后积极护理心包引流管，防止其堵塞； 治疗败血症
		呼吸功能改善； 呼吸机 FiO₂ 改变； VA 模式流量不足同时心肌顿抑	考虑脱离 ECMO，调整呼吸机 FiO₂，继续全流量 ECMO 辅助

问题	表现	原因	解决方法
患者PCO_2下降	呼吸暂停、碱中毒	氧合器通气CO_2含量过低； 氧合器通气气量过大； 呼吸机通气过度； 呼吸功能改善	提高氧合器通气中的CO_2含量； 降低氧合器通气量； 脱离呼吸机； 脱离ECMO
患者PCO_2升高	呼吸急促	氧合器通气CO_2含量过高； 氧合器通气气量过低； 呼吸机通气不足； 气管插管问题	降低氧合器通气中的CO_2含量； 提高通气气量； 提高呼吸机通气量； 纠正气管插管问题
患者PCO_2升高	呼吸急促、酸中毒、激动、高血压	氧合器故障； 氧合器通气CO_2含量过高； 氧合器通气气量过低； 患者躁动； 呼吸机通气不足； 气管插管问题； 气胸、血胸或者有胸腔渗出	更换氧合器； 降低氧合器通气中的CO_2含量； 提高通气气量； 考虑镇静； 调节呼吸机设置和气管插管； 气胸、血胸或者有胸腔渗出可使用闭式引流

问 题	表 现	原 因	解 决 方 法
ACT 测值不稳定	ACT 值过高	ACT 测定设备不稳定或测试用血量不一致； 使用新批次肝素； 计算错误或与肝素液体混合； 注射泵异常或设置异常； 改变 ACT 采血位置（有血栓或者污染等）； ACT 仪器或者试管、测试片异常； 血小板计数下降； 使用肝素化的注射器抽血； 其他途径输入（如肠外营养等冲管液）的肝素被污染； 维生素 K 缺乏； 抗凝血酶 III 缺乏； 管路凝血引起 DIC； 败血症引起 DIC； 测试片没有加温； ACT 仪器温度变化； 尿量下降	检查采血技术，重复测试； 考虑更换肝素； 考虑使用预混好的肝素成品制剂； 检查注射泵，必要时更换； 对 ACT 仪器进行质控或者更换； 监测凝血参数，必要时纠正； 评价并治疗吸血症； 更换各种旋塞阀、接头和管路等； 检查血小板计数、凝血功能、抗凝血酶 III 活性， 必要时纠正； 治疗引起 DIC 的原因（如更换管路、治疗吸血症等）； 寻找其他途径输入的肝素； 使用非肝素化的注射器再次抽血检验； 临床需要时予以利尿治疗

问题	表现	原因	解决方法
ACT 测值不稳定	ACT 值过低	ACT 测定设备不稳定或测试用血量不一致； 使用新批次肝素； 计算错误或与肝素液体混合； 注射泵异常或者设置异常； 改变 ACT 采血位置（有血检或者污染等）； ACT 仪器或者试管、测试片异常； 近期给予血小板输注； 肝素输注位置改变或者异常（管路被夹闭、没有连接、旋塞阀关闭、血流梗阻等）；	检查采血技术，重复测试； 考虑更换肝素； 考虑使用预混好的肝素成品制剂； 检查注射泵，必要时更换； 对 ACT 仪器进行质控或者更换； 监测疑血参数，必要时纠正； 更换各种旋塞阀、接头和管路等； 检查肝素输注位置；
尿量下降	少尿	患者利尿后尿量大量增加 低血容量/低血压；毛细血管渗漏综合征；心排血量低下；缺血性肾病	临床需要时予以降低利尿治疗 提高泵流量； 补充容量或者使用缩血管药物； 提高心排血量或者肾脏血流量； 利尿

续表

问题	表现	原因	解决方法
溶血	血浆游离血红蛋白 > 50 mg/dl； 茶色尿； 肾功能不全	采血样技术错误； 滚压泵压迫过紧； 水箱温度太高； 患者体内有血凝块； ECMO 管路打折或者有血凝块； 血液滤过； ECMO 流量过高	重复测试，减慢输血速度，再次送检； 调低水箱温度； 检查患者、管路和血液滤器中是否有血凝块； 需要时更换管路或者部件； 更换离心泵头
出血	可见出血； Hct 下降； 血压下降、心率升高、尿量下降	ACT 过高、血小板计数过低； DIC； 败血症； 近期行外科手术； 躁动； 高血压	降低 ACT 设定值； 补充血小板； 根据实验室检查结果补充其他血液制品； 治疗败血症； 如果怀疑管路内 DIC，则更换管路； 考虑给予氨甲环酸或者注射用重组人凝血因子 VIIa； 镇静 / 肌松； 治疗高血压； 局部外科止血

问题	表现	原因	解决方法
高血压	血压增高	液体超负荷； 疼痛； 躁动； 原发性高血压； 心脏功能改善，泵流量过高，近期给予激素治疗	利尿或者血液滤过； 治疗疼痛和躁动； 给予高血压药物治疗； 降低泵流量
癫痫	反复不自主活动； 血压升高； 心率加快； 心率降低； SvO_2 下降、缺氧、发绀	缺氧性脑病； 脑水肿； 脑梗死； 颅内出血	抗癫痫治疗； 根据行 ECMO 的原因、病程和基础疾病进行治疗； 行脑电图、脑超声、CT 检查寻找病因
低血压	血压降低	心排血量下降； 低血容量； 毛细血管渗出	必要时予以脏功能支持； 给予容量补充

续表

问　　题	表　　现	原　　因	解　决　方　法
低血压	血压降低	大量出血； 败血症； VA 模式辅助流量过低	寻找败血症原因并予以治疗； 如果右心房容量足够，则提高泵流量
动脉血压波形扁平	患者灌注良好，脉压变小	VA 模式高／全流量辅助； 压力传感器故障； 心排血量下降	平流模式 VA 全流量辅助时正常，不需要处理 冲洗、进行校零； 更换压力传感器； 必要时予以心脏功能支持
流量探头	离心泵控制面板上没有流量读数； 离心泵控制面板上流量读数为负值； 不能归零； 流量探头显示"0"； 流量探头闪烁（提示流量突然剧烈变化）	流量探头没有连接； 流量探头接反； 控制器器障碍； 管路梗阻； 患者血压变化； 泵血流梗阻	接入流量探头； 正确接入流量探头； 更换控制器； 寻找并排除梗阻原因

问　题	表　现	原　因	解　决　方　法
泵转速显示异常	泵转速显示为"0"但是处于旋转状态； 不能将转速降低至2000 r以下	泵控制器故障； 安全控制按钮没有按下	更换泵控制器； 按下安全控制按钮再降低泵速
泵头故障	泵头中没有血流	安装错误	正确安装
	血流突然停止	泵头破裂； 泵头中磁体脱落； 泵轴破坏	更换泵头
	泵速提高后泵头晃动	泵头破损	降低泵速，尽快更换泵头
	泵头噪声	泵头破损	更换泵头

续表

问　题	表　现	原　因	解　决　方　法
管路故障	管路进气	三通开放；静脉管路打折或者夹闭，导致气穴形成	夹闭管路（一定要首先夹闭动脉管路）使患者脱离 ECMO，更换泵头或者排除气体；重新开始 ECMO 辅助前，将整个管路重新排气
电池故障	转换到电池供电后，泵转速降低	电池故障	插到交流供电插座上或者更换离心泵控制器
	使用电池时，泵转速不足	电池充电不足	插到交流供电插座上或者更换离心泵控制器
	转换到电池供电后，风扇更加安静	正常，节电模式	不处理
	内置电池不工作	未充电	插到交流供电插座上
	电池报警灯闪烁	未充电	插到交流供电插座上
	电池状态灯不亮	未充电	插到交流供电插座上

第二节 常见警告识别与处理

常见警告分类如下：氧合器故障，离心泵故障，变温水箱故障，空气栓塞，血栓形成，管路故障，插管意外等。

1. 氧合器故障

（1）表现：PaO_2 和 SaO_2 进行性降低，$PaCO_2$ 升高。肉眼可见氧合器氧合后血液颜色暗红，与氧合前静脉血无明显的差别，氧合器气体交换功能失效。

（2）原因。

①通气血流比例失调。

②血浆渗漏（氧合器气体出口有黄色泡沫漏出）。

③静脉输注脂类药物后。

④氧合器内血栓形成，跨氧合器阻力升高。

（3）预防与处理。

①检查氧合器气源管路（氧气和空气管路）和气流表/氧浓度调节阀，重新调整。

②ECMO 期间避免使用脂类药物，以免堵塞中空纤维膜。

③出现血浆渗漏或氧合器内血栓形成时，若患者已接近恢复，可考虑停止 ECMO，否则需更换氧合器。

（4）更换氧合器。

①更换氧合器需要由有经验的体外循环灌注师处理。

②更换氧合器最安全的方法是将全套 ECMO 系统进行更换。打开一套新的同类型的 ECMO 套包，预充管路、氧合器、离心泵头并排气（可按第九章 ECMO 套包的预充方法）后，钳夹动静脉插管及引流管、灌注管，停机。从动静脉插管处分离旧 ECMO 系统，连接新的 ECMO 系统，然后开机、开钳，继续转流。

③在更换 ECMO 系统时，严格防止空气进入管路。

④在更换 ECMO 系统时，需要暂时中断转流，这将直接影响患者的血液氧合和（或）灌注，故需做好各种抢救措施，并尽可能缩短更换氧合器的操作时长。

2. 离心泵机械故障

（1）表现：离心泵停止工作。

（2）原因。

①电源中断、UPS 电池耗尽。

②机械故障。

（3）预防与处理。

①使用应急手摇柄驱动离心泵维持血流，直至找到故障原因。

②检查离心泵电源、开关，恢复电源。

③判断离心泵是否有异常声音。

④正常情况下使用交流电。

⑤常备有 UPS 电池。

⑥通知厂家维修人员。

⑦防止电源线被人为断开。

3. 离心泵头故障

（1）表现。

①泵头出现噪声。

②无流量显示或显示流量不稳定。

（2）原因。

①传感器接触不良，耦合剂干燥。

②泵头内出现血栓。

（3）预防与处理。

①调整传感器位置，重新添加耦合剂。

②急查 ACT，若偏低，追加使用肝素。

③由体外循环灌注师处理，更换泵头。

④长时间 ECMO 应定期添加耦合剂，测定 ACT。

4. 变温水箱故障

（1）表现：变温水箱失灵或停止工作。

（2）原因。

①电源中断或机器故障。

②水箱水量不足，水管连接处漏水。

③水温设置错误。

（3）处理。

①检查原因，对症处理。

②水温一般设定在 37 ～ 40 ℃。

③通知厂家维修人员。

④防止电源线被人为断开。

5. 空气栓塞

（1）表现：离心泵头、管路内出现气泡。

（2）原因。

①预充排气不彻底。

② ECMO 泵前负压部分密闭不全（如插管、三通接头等部位密闭不全）。

③从负压端给药、抽血、测压而进气。

（3）预防与处理。

①检查漏气部位及原因，加固密闭。

②停泵排气。

③ MAQUET ECMO 的氧合器有排气功能，可打开顶端黄色盖子。

④一般不得在 ECMO 管路中加药、抽血。

6. 血栓形成

（1）表现。

①可在 ECMO 管路、氧合器或离心泵处发现血栓。

②离心泵头出现异常声音，阻力增加，流量降低。

③肺动、静脉栓塞。

④肢体缺血。

⑤脑血管意外。

⑥氧合器血浆渗出，气体交换障碍。

（2）原因。

①抗凝不足。

②凝血机制不稳定。

③大量凝血因子消耗。

④输血改变。

⑤其他活动性出血有待控制。

⑥尿量多，超滤改变肝素代谢时间。

⑦体温较高，肝素代谢快。

⑧人工材料激活凝血机制。

⑨ ACT 监测不及时。

⑩转流时间过长，氧合器超时限使用。

⑪流量低，氧合器血流过缓。

⑫跨氧合器阻力增高。

⑬输新鲜血浆和血小板后，肝素用量不足。

⑭输库存血或血浆时未经过滤，微栓子、聚合物进入循环系统。

（3）预防和处理。

①抗凝治疗，增加肝素用量。

②使用有抗凝涂层的 ECMO 套包。

③密切监测 ACT。

④避免流量过低。

⑤ECMO 管路连接时避免死角。

⑥出现严重血栓时需要更换 ECMO 套包。

7. 管路故障

（1）表现。

①管路内有气体进入。

②管路堵塞。

（2）原因。

①常见于静脉引流管上（即负压端）的三通接头被打开，吸入气体。

②静脉插管松脱。

③管路曲折、受压或血栓形成。

（3）预防及处理。

①大量气体首先进入离心泵头，导致灌注无流量，需立即钳夹氧合器血液流出管及静脉引流管，停机，将气体排出。同时立即检查进气原因，并进行处理。尽快恢复循环，以免造成 ECMO 系统凝血。

②怀疑管路堵塞时，先检查管路有无曲折、受压，若无，则急查 ACT，如果 ACT 偏低，则追加使用肝素。检查管路内有无血栓，若有，则需更换 ECMO 系统。

③若堵塞出现在插管，按插管堵塞处理。

④ ECMO 管路应保护重点，尤其在护理患者时应避免管路受压、扭曲、打折。

8. 插管损伤血管

（1）表现：一般发生在 ECMO 开始阶段。会出现原因不明的低血压，静脉引流不佳，流量低，插管部位局部肿胀或腹部隆起。这时可能发生以下情况。

①股动脉或髂动脉穿孔。

②腹膜后出血。

③主动脉夹层。

（2）原因：动脉插管置管时穿破血管或曾穿破血管，转流中血液流出血管外或进入腹腔。

（3）处理。

①发现后立即钳夹动静脉插管，停止转流，必要时局部切开止血，引流。

②修复损伤血管。

③另择路径重新插管。

④密切观察内出血情况。

（4）预防。

①超声引导下插管。

②定位以后固定准确。

③ ECMO 开始后观察插管位置的变化，发现异常

及时处理。

9. 插管意外脱出

（1）表现：ECMO 期间插管脱出。静脉插管脱出，气体进入管路；动脉插管脱出，血液大量流出管外。

（2）原因。

①插管置管过浅。

②插管后未充分固定，护理时改变体位或患者躁动拉脱插管。

（3）处理。

①需由体外循环灌注师处理。

②紧急钳夹脱出的插管，停机。

③若插管未完全脱出，气泡未进入管路，可重新换新管插管。

④若插管完全脱出，则直接压迫出血处，行外科止血，补充血容量，重新插管。

⑤若气泡已进入管路，需重新排气后才能继续行ECMO。

（4）预防。

①掌握插管置管深度，置管后充分固定。

②使患者平卧，安静，防止其躁动。

③在为患者擦身换衣时防止因改变体位导致管路打折或拉脱插管。

10. 插管堵塞

（1）表现：引流及灌注受阻，ECMO 流量不能达到预期的目标。

（2）原因。

①插管后未及时在插管内注入肝素液，血栓形成。

②插管后未及时与 ECMO 系统连接，尽快转流，致血栓形成。

③ ECMO 长时间低流量。

④ ACT 偏低，监测不及时。

（3）预防及处理。

①需与管路堵塞鉴别。

②急查 ACT。

③需停止转流，清除插管内血栓或重新插管。

④ECMO 期间定期测定 ACT,尤其在补充血制品时。

⑤长时间低流量 ECMO 时应注意提高 ACT。

第十一章 患者相关并发症的处理

患者相关并发症包括出血，溶血，神经系统并发症，血液系统并发症，急性肾功能衰竭，末端肢体缺血、坏死，心肺并发症，感染，撤机困难等。

1. 出血

（1）表现：手术切口、插管部位伤口出血，肺出血，胃肠道出血，脑血管意外。

（2）原因。

①外科操作。

②凝血因子消耗。

③血小板减少、血小板功能下降。

④肝素用量过大。

⑤纤维蛋白溶解亢进。

⑥ DIC。

（3）处理。

①局部压迫、结扎、电凝。

②降低 ACT。

③补充血小板（血小板计数应高于 $100 \times 10^9/L$）。

④用冷沉淀或新鲜冰冻血浆（FFP），试用 ε – 氨基己酸（EACA）。

（4）预防。

①外科处理活动性出血。

②维持凝血成分：包括 FFP、血小板、白蛋白等。

③维持肝素抗凝。

④减少凝血因子消耗。

⑤避免不必要的穿刺。

⑥保护气道和消化道黏膜完整。

⑦避免脑缺氧。

2. 溶血

（1）表现。

①在无明显出血情况下出现 Hct 进行性下降。

②出现血红蛋白尿。

③血钾升高。

④血浆中游离血红蛋白浓度（正常为 $10 \sim 40\,mg/L$）水平持续上升。

（2）原因。

①非生物表面的人工材料对血液的损伤。

②血流有剪切力。

③离心泵头内血栓形成。

④静脉血引流不良，静脉负压过大。

⑤延长辅助时间，增加流量及提高 Hct 均可加重溶血程度。

（3）检查。

①血浆游离血红蛋白。

②血小板计数，凝血功能（PT、APTT、纤维蛋白、

FSP）。

③尿液颜色（是否变红）。

④管路（是否阻塞、打折、负压过大）。

⑤离心泵转速（是否转速快而流量低）。

⑥水温（是否温度过高）。

（4）预防与处理。

①更换氧合器、离心泵头或全套管路。

②碱化尿液，使用呋塞米或甘露醇，使尿量＞3 ml/（kg•h）。

③选择口径较大的插管。

④控制引流负压。

3. 神经系统并发症

（1）表现：脑水肿、癫痫、脑梗死、脑出血（颅内出血）、脑死亡。

（2）原因：低氧血症、高碳酸血症、酸中毒、低血压、高血压、感染、凝血功能异常、血小板减少、静脉高压、脑外伤史、全身肝素化、胶体溶液或高渗液体输注过快等。

（3）预防与处理。

①掌握适应证。

②维持凝血功能稳定。

③维持循环及气体交换功能稳定。

④避免血栓形成。

⑤及时利尿、脱水。

⑥脑氧饱和度监测。

⑦终止 ECMO。

4. 急性肾功能衰竭

（1）表现。

①少尿（每 24 h 尿量 < 400 ml）或无尿（每 24 h 尿量 < 100 ml）。

②尿比重 < 1.016 或固定在 1.010 左右。

③ BUN > 50 mg/dl（18 mmol/L），Cr > 5 mg/dl（442 μ mol/L）。

④尿蛋白、细胞及各种类型的管型。

⑤电解质和酸碱平衡紊乱。

（2）原因。

① ECMO 开始前有肾功能不全。

②微血栓栓塞。

③溶血。

④感染。

⑤毒性代谢产物。

⑥药物副作用。

（3）预防与处理。

①维持血流动力学稳定,保证有足够的肾脏血流灌注。

②利尿剂。

③连续性肾脏替代治疗（CRRT）、连续性血液超滤、血液透析治疗。

④肾移植。

5. 末端肢体缺血、坏死

（1）表现。

①下肢皮肤出现花斑，皮温低。

②足背动脉搏动减弱或消失，肢体肿胀。

③发生骨筋膜室综合征，下肢缺血、坏死。

（2）原因。

①较长时间行 ECMO。

②股动脉插管阻塞下肢血液循环，肢体远端灌注不良。

③血管较细，插管选择过粗。

④插管局部血栓形成。

（3）预防与处理。

①适当抗凝。

②股浅动脉顺行插管连接股动脉插管侧孔，增加远端灌注。

③切开减压。

④截肢。

⑤行 ECMO 期间密切观察插管侧肢体的末梢循环情况。

第十二章

常用记录文书

××××医院

体外膜肺氧合（ECMO）知情同意书

患者姓名：＿＿＿ 性别：＿＿＿ 年龄：＿＿＿岁 门诊号：＿＿＿

ECMO 概念

体外膜肺氧合（简称 ECMO）可以在一定程度上代替部分心和肺的功能，适用于传统治疗手段无效但病情发展存在潜在可逆性的呼吸或循环衰竭的患者。ECMO 本身并没有治疗疾病的作用，只是利用机械装置对患者进行长时间的人工生命支持，以便于进一步诊断与治疗，直到患者心、肺功能恢复或过渡到心、肺移植手术或出现严重的并发症。一般医生认为 ECMO 治疗无效而不能恢复时方可停止。

ECMO 工作原理

连接 ECMO 机的血管插管经胸部、颈部或腹股沟切口通过手术操作插入大血管。将身体中的静脉血引出，经人工肺进行气体交换后由血泵回输患者的动脉或静脉系统，人工肺起到人体肺的作用，血泵起到人体心脏的作用。

ECMO 的风险、并发症及相关意外情况

1. **出血** 最常见的并发症，ECMO 需要使用抗凝剂，因此会增加患者出血风险；患者术前可能存在凝血功能障碍；长时间的心功能不全致肝功能下降，降低了血小板的数量和质量；体外循环及外科手术剥离均会造成出血。

2.**感 染**　心力衰竭及人工表面接触均易出现感染，常见感染为血液、肺部、尿路及插管管路感染等。

3.**血栓栓塞**　即使应用抗凝剂也可能出现血栓栓塞，造成相关器官或肢体栓塞。

4.**插管并发症**　管路插入血管或远端的结扎可导致脑部缺血，造成神经系统功能损伤、中风等；可导致下肢远端缺血、坏死而引起截肢等。

5.**机械故障**　ECMO 辅助过程中管路脱出；机械失灵；环路中形成血凝块，造成环路堵塞而无法工作。这会导致环路中的组成部分或整个环路需要更换，更换环路可导致患者死亡。

6.**其 他**　多器官功能衰竭；不可预知的其他意外和风险。

7.**费 用**　ECMO 是较昂贵的医疗器械，需要部分或全部自费。

患者知情选择

（1）医生已经充分告知将要进行的治疗方式、此次治疗及治疗后可能发生的并发症和风险、可能存在的其他治疗方法，并且解答了此次治疗的相关问题。

（2）我同意在治疗中医生可以根据患者的病情对预定的治疗方式做出调整。

（3）我理解患者手术需要多位医生共同进行。

（4）我并未得到手术百分之百成功的许诺。

患者签名：_____ 签名日期：_____

如果患者无法签署知情同意书，请其授权委托人在此签名。

患者授权委托人签名：_____ 与患者关系：_____

签名日期：_____

医生陈述

我已经告知患者及其授权委托人将要进行的治疗方式、此次治疗及治疗后可能发生的并发症和风险、可能存在的其他治疗方法，并且解答了患者及其授权委托人关于此次治疗的相关问题。

医生签名：_____ 签名日期：_____

ECMO 操作记录

患者姓名：_____ 病案号：_____ 年龄：_____岁

记录时间：_____

ECMO 前患者状况：_____

重要参数：

HR：_____ BP：_____ CVP：_____ CO：_____

CI：_____

呼吸机参数：

方式：_____ VT：_____ FiO_2：_____ RR：_____

PEEP：_____

血气参数：

pH：_____   PaO$_2$：_____   PaCO$_2$：_____   HCO$_3^-$：_____

BE：_____   Lac：_____

儿茶酚胺：_____μg/（kg·min）

多巴胺：_____   多巴酚丁胺：_____   肾上腺素：_____

去甲肾上腺素：_____   异丙肾上腺素：_____   其他：_____

起搏器：_____

IABP：_____

建立 ECMO 的地点：

□手术室   □ ICU   □导管室   □急诊病房   □急诊抢救室

□外院   □其他

患者来源：

□外科   □内科   □儿科   □急诊病房   □外院

ECMO 的指征：

ECMO 前有心肺复苏：□有   □无

ECMO 期间有心肺复苏：□有   □无

ECMO 期间心肺复苏持续时间：_____min

ECMO 后使用 IABP：_____

建立 ECMO 操作流程：

ECMO 模式：□ VA   □ VV   其他：_____

　　　　V：_____Fr

A：_____Fr

麻醉：

手术操作：

　　□经皮　□切开　□半切开　□经胸

　　肝素剂量：_____

氧合器：_____

　　型号：_____

初始运行参数：

　　泵的转数：_____ r，血液流量：_____L/min

　　通气量：_____L/min

签名：_____

××××医院体外膜肺氧合（ECMO）状态记录表

患者姓名：_____病案号：____日期：____ECMO____天　第____页

一般情况	ECMO 的时间 / 正点	/	/	/	/
	神志 / 瞳孔 / 肢体	//	//	//	//
	胸腔积液量 / 尿量	/	/	/	/
	总入量 / 红细胞 / 血浆	//	//	//	//

血流动力学	CVP/ LVP/ HR	//	//	//	//
	SAP/DBP/MBP	//	//	//	//
	SVR/PVR/PAP	//	//	//	//
	SVRI/PVRI	/	/	/	/
	CO/CI	/	/	/	/
氧代谢	PaO_2/$PaCO_2$/PEO_2	//	//	//	//
	SaO_2/SvO_2/SpO_2	//	//	//	//
	乳酸 / 温度	/	/	/	/
泵肺参数	转速 / 流量	/	/	/	/
	气流量 / 氧浓度	/	/	/	/
血液状况	Hct/PLT/Hb	//	//	//	//
	K^+/Na^+/Cl^-/Ca^{2+}	///	///	///	///
	PT/APTT/FIB	//	//	//	//
	ACT/ 肝素 / 血糖	//	//	//	//
呼吸参数	PEEP/ 气道峰压	/	/	/	/
	潮气量 / 通气量 /FiO_2	//	//	//	//
活性药物	去甲肾上腺素 / 肾上腺素 / 异丙肾上腺素	//	//	//	//
	多巴胺 / 多巴酚丁胺	/	/	/	/
	垂体后叶素 / 米力农	/	/	/	/
	硝酸甘油 / 硝普钠	/	/	/	/
其他	腿围 / 皮温 / 足背动脉	//	//	//	//
	膜后压				

主要参考文献

[1] VIRANI S S, ALONSO A, BENJAMIN E J, et al. Heart disease and stroke statistics—2020 Update: A report from the American Heart Association[J].Circulation,2020, 141(9):e139–e596.

[2] SCHLUEP M, GRAVESTEIJN B Y, STOLKER R J, et al. One-year survival after in-hospital cardiac arrest: a systematic review and meta-analysis[J]. Resuscitation, 2018, 132: 90–100.

[3] MOZAFFARIAN D, BENJAMIN E J, GO A S, et al. Heart disease and stroke statistics—2015 update: A report from the American Heart Association[J]. Circulation, 2015, 131(4): e29–e322.

[4] FENG X F, HAI J J, MA Y, et al. Sudden cardiac death in mainland China: a systematic analysis[J]. Circulation: Arrhythmia and Electrophysiology, 2018, 11(11): e006684.

[5] KENNEDY J H. The role of assisted circulation in cardiac resuscitation[J]. JAMA, 1966, 197(8): 615–618.

[6] NEUMAR R W, OTTO C W, LINK M S, et al. Part 8: adult advanced cardiovascular life support: 2010 American Heart Association guidelines for cardiopulmonary resuscitation and emergency cardiovascular care[J]. Circulation, 2010, 122(18 Suppl 3): S729–S767.

[7] KRAMER E B, SERRATOSA L, DREZNER J, et al. Sudden cardiac arrest on the football field of play—highlights for sports medicine from the European Resuscitation Council 2015 consensus guidelines[J]. British Journal of Sports Medicine, 2016, 50(2): 81–83.

[8] PANCHAL A R, BERG K M, HIRSCH K G, et al. 2019 American Heart Association focused update on advanced cardiovascular life support: use of advanced airways, vasopressors, and extracorporeal cardiopulmonary resuscitation during cardiac arrest: an update to the American Heart Association guidelines for cardiopulmonary resuscitation and emergency cardiovascular care[J]. Circulation, 2019, 140(24):

e881–e894.

[9] 秦历杰, 张胜龙, 彭海林. 体外心肺复苏在心脏骤停患者中的应用 [J]. 实用休克杂志 (中英文), 2019, 3(6): 331–335.

[10] 中华医学会急诊医学分会复苏学组, 成人体外心肺复苏专家共识组. 成人体外心肺复苏专家共识 [J]. 中华急诊医学杂志 , 2018, 27(1): 22–29.

[11] YAMAMOTO L G, YOUNG L L. Acute–onset dysrhythmia heralding fulminant myocarditis and refractory cardiac arrest treated with ED cardiopulmonary bypass and extracorporeal membrane oxygenation[J]. The American Journal of Emergency Medicine, 2007, 25(3): 348–352.

[12] BARTOS J A, YANNOPOULOS D. Refractory cardiac arrest: where extracorporeal cardiopulmonary resuscitation fits[J]. Current Opinion in Critical Care, 2020, 26(6): 596–602.

[13] REYNOLDS J C, GRUNAU B E, ELMER J, et al. Prevalence, natural history, and time–dependent outcomes of a multi–center North American cohort of out–of–hospital cardiac arrest extracorporeal CPR

candidates[J]. Resuscitation, 2017, 117: 24–31.

[14] MICHELS G, WENGENMAYER T, HAGL C, et al. Recommendations for extracorporeal cardiopulmonary resuscitation (eCPR): consensus statement of DGIIN, DGK, DGTHG, DGfK, DGNI, DGAI, DIVI and GRC[J]. Clinical Research in Cardiology, 2019, 108(5): 455–464.

[15] 苏文亭 . 体外心肺复苏在心脏骤停中的应用进展 [J]. 中国急救医学 ,2017,37(6):560–563.

[16] 张劲松 . 体外膜肺氧合与急诊医学科学科发展 [J]. 中华急诊医学杂志 ,2021,30(10):1169–1170.